Nutri BOMBS

SNACKS ENERGÉTICOS CON SUPERALIMENTOS INSPIRADOS EN LOS CHAKRAS

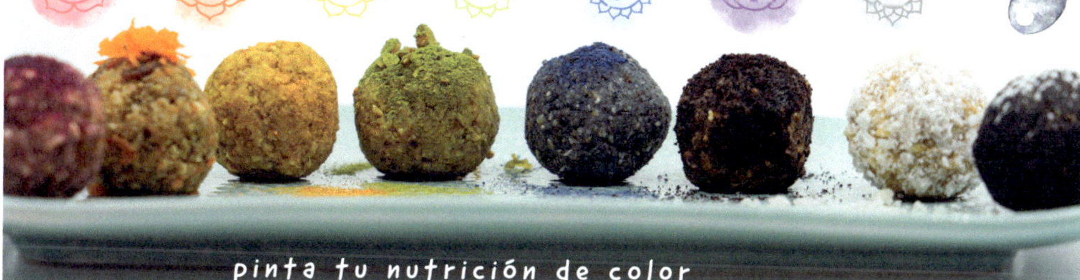

Portada del libro: Daniela Botero Concha

Fotografías: Daniela Botero Concha

Primera Edición: 2025

Tabla de ContenidO

Nutri BOMBS

¡DESCUBRE EL PODER DE LOS SUPERALIMENTOS Y LOS COLORES EN CADA BOCADO! DESDE UN SNACK PRE-ENTRENAMIENTO HASTA UN BOOST DE ENERGÍA PARA EL DÍA, LAS NUTRI-BOMBS TRANSFORMAN TU COCINA EN UN ESPACIO DE CREATIVIDAD Y BIENESTAR.

LAS NUTRIBOMBS SON BOLITAS ENERGÉTICAS HECHAS CON INGREDIENTES NUTRITIVOS Y 100% BASADOS EN PLANTAS. ESTÁN DISEÑADAS E INSPIRADAS EN LOS CHAKRAS, SUS COLORES Y PROPIEDADES PARA INTENCIONAR SU ACTIVACIÓN ENERGÉTICA DENTRO DE TU CUERPO. ASÍ, NO SOLO TE NUTRES FÍSICAMENTE, SINO TAMBIÉN TE AYUDAN A ALINEARTE ESPIRITUALMENTE.

¿POR QUÉ AMARÁS LAS **NUTRIBOMBS**?

- **INGREDIENTES NUTRITIVOS**: CON POCOS INGREDIENTES SALUDABLES CREAS UNA BOMBA DE NUTRICIÓN.
- **VERSATILIDAD EN CADA RECETA**: APRENDE A PREPARAR SNACKS, DESAYUNOS, POSTRES Y MÁS CON UNA MISMA BASE.
- **SUPERALIMENTOS COLORIDOS**: CADA BOMBA ESTÁ ASOCIADA CON COLORES VIBRANTES QUE REPRESENTAN ANTIOXIDANTES, FITONUTRIENTES Y SU CONEXIÓN CON LOS CHAKRAS.
- **IDEALES PARA TODOS**: UN SNACK SALUDABLE Y DELICIOSO QUE ENCANTA A NIÑOS, DEPORTISTAS Y AMANTES DE LA COMIDA NUTRITIVA.

PREPÁRATE PARA EXPERIMENTAR SABORES ÚNICOS, COLORES BRILLANTES Y UNA ENERGÍA QUE TE ACOMPAÑA EN CADA MOMENTO.

LAS NUTRIBOMBS ESTÁN LISTAS PARA COLOREAR TU ALIMENTACIÓN DE PURA NUTRICIÓN, SABOR Y ENERGÍA.

NutriBOMBS Y LOS CHAKRAS

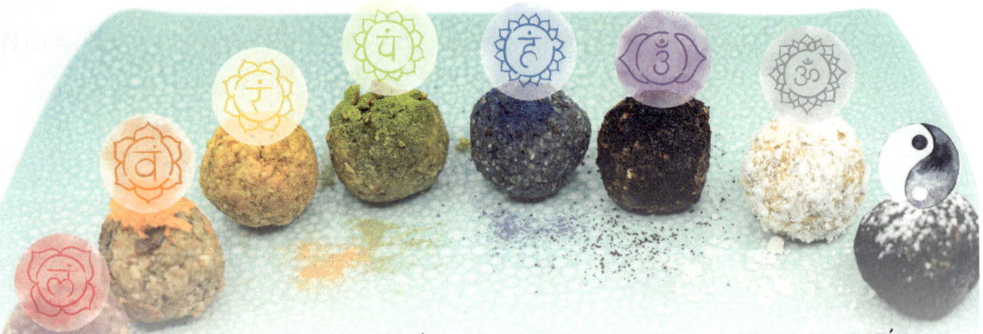

LAS NUTRIBOMBS SON MÁS QUE SIMPLES BOCADOS NUTRITIVOS: ESTÁN INSPIRADAS EN LA SABIDURÍA ANCESTRAL DE LOS CHAKRAS, LOS **CENTROS DE ENERGÍA** QUE CONECTAN EL **CUERPO, LA MENTE Y EL ESPÍRITU**. CADA CHAKRA ESTÁ ASOCIADO A UN COLOR, UNA FRECUENCIA ENERGÉTICA Y UNA FUNCIÓN ESPECÍFICA QUE INFLUYE EN NUESTRO BIENESTAR FÍSICO, EMOCIONAL Y ESPIRITUAL. ESTAS DELICIOSAS TRUFAS NO SOLO NUTREN EL CUERPO CON SUPERALIMENTOS DENSOS EN NUTRIENTES, SINO QUE TAMBIÉN **POTENCIAN LA ENERGÍA VITAL**, AYUDANDO A EQUILIBRAR Y ARMONIZAR NUESTROS CHAKRAS. **AL ELEGIR UNA NUTRIBOMB, ESTÁS ALIMENTANDO TU CUERPO Y ALINEANDO TU ENERGÍA PARA UNA VIDA MÁS PLENA Y CONSCIENTE.**

Black CacaO	LA UNICIDAD		
White TropiCoCo	CHAKRA CORONA	963 hz	YO ENTIENDO
PurplE Coffee	CHAKRA TERCER OJO	852 hz	YO VEO
BluE CarameL	CHAKRA GARGANTA	741 hz	YO EXPRESO
LemoN MoringA	CHAKRA CORAZÓN	639 hz	YO AMO
GoldeN PassioN	CHAKRA PLEXO SOLAR	528 hz	YO PUEDO
CArroT Chai	CHAKRA SACRO	417 hz	YO SIENTO
Pink GloW	CHAKRA RAÍZ	396 hz	YO SOY

Ingredientes Principales y Funciones

AVENA

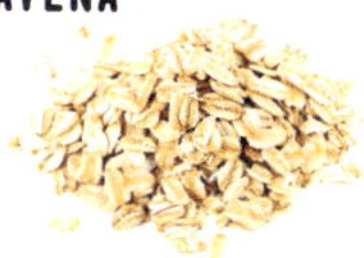

ACTÚA COMO BASE, APORTANDO TEXTURA Y SACIEDAD, MIENTRAS REGULA LOS NIVELES DE AZÚCAR EN SANGRE.
RICA EN CARBOHIDRATOS COMPLEJOS Y FIBRA SOLUBLE, LA AVENA PROPORCIONA ENERGÍA SOSTENIDA
Y MEJORA LA SALUD DIGESTIVA.
VARIACIONES USADAS: AVENA EN HOJUELAS

DÁTILES

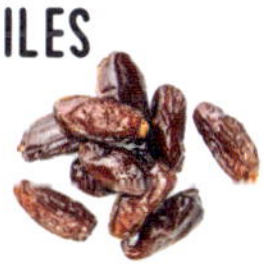

ENDULZANTE NATURAL, APORTA COHESIÓN A LA MEZCLA Y UN LIGERO TOQUE CARAMELIZADO.
ALTOS EN AZÚCARES NATURALES Y FIBRA, SON UNA FUENTE RÁPIDA DE ENERGÍA Y FAVORECEN EL TRÁNSITO INTESTINAL.
VARIACIONES USADAS: DÁTILES MEDIANOS (COMO DEL TIPO MEDJOOL)

FRUTOS SECOS

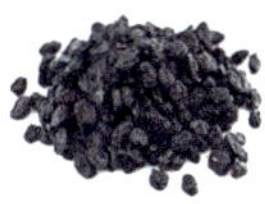

APORTE DE SABOR, GRASAS SALUDABLES, PROTEÍNAS Y TEXTURA CRUJIENTE.
SON RICOS EN ANTIOXIDANTES, FIBRA Y AZÚCARES NATURALES QUE PROMUEVEN LA ENERGÍA Y UN SISTEMA INMUNE FUERTE.
VARIACIONES USADAS: UVAS PASAS, ARÁNDANOS DESHIDRATADOS, PIÑA DESHIDRATADA, COCO DESHIDRATADO.

NUECES

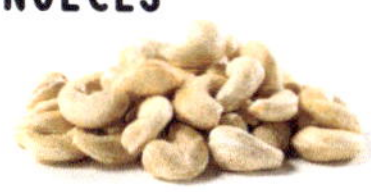

FUENTE DE GRASAS SALUDABLES, PROTEÍNAS Y MINERALES ESENCIALES.
FUENTE DE GRASAS OMEGA-3 Y MINERALES COMO MAGNESIO Y ZINC, FORTALECEN EL CORAZÓN Y LA FUNCIÓN CEREBRAL.
VARIACIONES USADAS: NUECES DE BRASIL Y DEL NOGAL, ALMENDRAS, PECANAS, MARAÑÓN, PISTACHOS, MANÍ (CLASIFICADO COMO LEGUMINOSA PERO POR SU CONTENIDO GRASO APLICA AQUÍ).

SEMILLAS

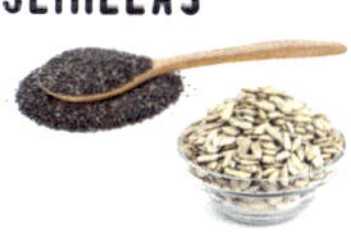

AÑADEN DENSIDAD NUTRICIONAL Y APORTAN UNA TEXTURA LIGERA Y CRUJIENTE.
ALTAS EN ÁCIDOS GRASOS ESENCIALES, FIBRA, Y PROTEÍNAS. PROMUEVEN UNA PIEL SALUDABLE Y EQUILIBRAN EL SISTEMA HORMONAL.
VARIACIONES USADAS: SEMILLAS DE CHÍA, LINAZA, GIRASOL, CALABAZA.

PROTEÍNA VEGETAL

PROPORCIONA BALANCE NUTRICIONAL AL INCREMENTAR EL CONTENIDO PROTÉICO, APORTA SACIEDAD Y UN SABOR SUTIL (VARIARÁ DEPENDIENDO DEL PRODUCTO)
FUENTE DE AMINOÁCIDOS ESENCIALES, APOYA EL DESARROLLO MUSCULAR Y LA RECUPERACIÓN CELULAR.
VARIACIONES USADAS: PROTEÍNA AISLADA DE ARVEJA Y SOYA (SABORES NEUTRO, VAINILLA, COCO Y CAFÉ).

SUPERALIMENTOS

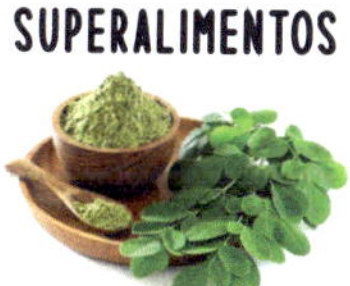

AÑADEN COLOR, ENERGÍA VIBRANTE Y BENEFICIOS ESPECÍFICOS SEGÚN EL CHAKRA ASOCIADO
ALTOS EN ANTIOXIDANTES, VITAMINAS Y MINERALES, FORTALECEN LA INMUNIDAD Y APORTAN BENEFICIOS
ESPECÍFICOS SEGÚN EL TIPO.
VARIACIONES USADAS: PITAYA ROSADA O TÉ DE JAMAICA, MASALA CHAI (TÉ DE LA INDIA), LECHE DORADA, MORINGA O MATCHA, TÉ BUTTERFLY PEA O ESPIRULINA, ACAÍ EN POLVO, MACA, CARBÓN ACTIVADO Y CACAO.

LÍQUIDO

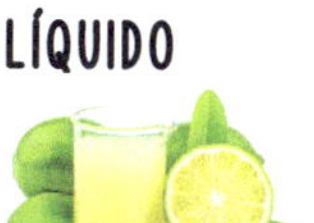

(AGUA O ZUMOS DE FRUTA NATURAL): HOMOGENEIZAN LA MEZCLA Y POTENCIAN EL SABOR.
FACILITAN LA HIDRATACIÓN Y POTENCIAN EL SABOR DE LA RECETA, ADEMÁS DE APORTAR VITAMINAS NATURALES EN EL CASO DE LOS ZUMOS.
VARIACIONES USADAS: AGUA HERVIDA, ZUMO DE LIMÓN, ZUMO DE MARACUYÁ, ZUMO DE PIÑA, CAFE ESPRESSO.

Utensilios Requeridos

GRAMERA (PESA DE COCINA)
O
CUCHARAS Y TAZAS MEDIDORAS

+

PROCESADOR DE ALIMENTOS
O
TABLA DE PICAR Y CUCHILLO GRANDE

PARA PREPARAR LAS NUTRIBOMBS, SE RECOMIENDA CONTAR CON UNA GRAMERA O PESA DE COCINA Y UN PROCESADOR DE ALIMENTOS, YA QUE ESTOS UTENSILIOS FACILITAN EL PROCESO Y GARANTIZAN MEDIDAS EXACTAS. SIN EMBARGO, SI NO DISPONES DE ESTOS, PUEDES UTILIZAR CUCHARAS Y TAZAS MEDIDORAS COMO ALTERNATIVA PARA LAS CANTIDADES, Y UNA TABLA DE PICAR CON UN CUCHILLO GRANDE PARA TROCEAR LOS INGREDIENTES Y AMASARLOS MANUALMENTE. AMBAS OPCIONES ASEGURAN QUE CUALQUIERA PUEDA DISFRUTAR DE ESTAS RECETAS SIN NECESIDAD DE EQUIPOS ESPECIALIZADOS.

NOTA IMPORTANTE: ES CLAVE AGREGAR EL LÍQUIDO DE MANERA GRADUAL MIENTRAS PROCESAS LOS INGREDIENTES, AJUSTÁNDOLO SEGÚN LA TEXTURA DESEADA. PARA FACILITAR LA FORMACIÓN DE LAS BOLITAS, ES RECOMENDABLE QUE LA MEZCLA ESTÉ LIGERAMENTE MÁS SECA; SIN EMBARGO, SI PREFIERES UNA TEXTURA MÁS CREMOSA Y HÚMEDA, PUEDES AÑADIR UN POCO MÁS DE LÍQUIDO. LA CANTIDAD SUGERIDA EN LA RECETA PROPORCIONA UN EQUILIBRIO IDEAL, PERO PUEDES ADAPTARLA SEGÚN TU PREFERENCIA PARA OBTENER LA CONSISTENCIA PERFECTA.

Reemplazos y Alternativas

AVENA

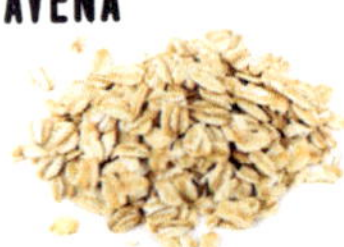

- QUINOA EN HOJUELAS,
- HARINA DE AVENA
- HARINA DE COCO
- HARINA DE ALMENDRAS

DÁTILES

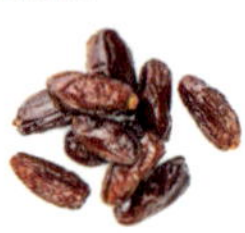

- HIGOS SECOS
- UVAS PASAS
- CIRUELAS PASAS
- ALBARICOQUES SECOS

FRUTOS SECOS

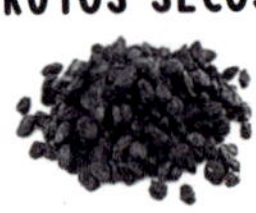

CUALQUIER FRUTA DESHIDRATADA COMO MANGO, COCO, ARÁNDANOS (O MÁS DÁTILES).

NUECES

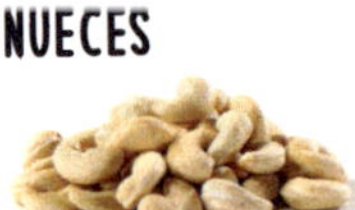

- AVELLANAS
- MACADAMIAS
- SEMILLAS GRANDES (CALABAZA O GIRASOL)

SEMILLAS

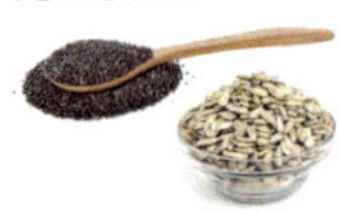

- SEMILLAS DE SÉSAMO (AJONJOLÍ)
- SEMILLAS DE AMAPOLA
- SEMILLAS DE CÁÑAMO

PROTEÍNA VEGETAL

- HARINA DE ALMENDRA
- HARINA DE GARBANZO
- PROTEÍNA DE CÁÑAMO

SUPERALIMENTOS

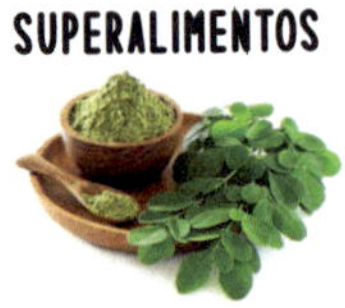

- CACAO EN POLVO
- TÉ VERDE EN POLVO

LÌQUIDO

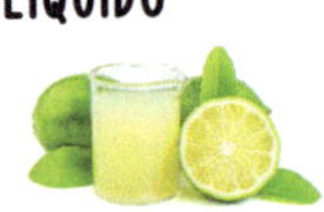

- LECHE VEGETAL (SOYA, ALMENDRA, COCO, AVENA)
- TÉ INFUSIONADO

Consumo y Conservación

IMPORTANTE: LAS NUTRIBOMBS REQUIEREN REFRIGERACIÓN

LAS NUTRIBOMBS, AL ESTAR HECHAS CON INGREDIENTES NATURALES Y SIN PRESERVANTES, DEBEN REFRIGERARSE Y CONSUMIRSE DENTRO DE UNA SEMANA. LO IDEAL ES ALMACENARLAS EN UN RECIPIENTE HERMÉTICO DE VIDRIO PARA MANTENER SU FRESCURA. SE DEBE TENER CUIDADO DE OBSERVAR CUALQUIER SIGNO DE MOHO ANTES DE CONSUMIRLAS, YA QUE NO TIENEN FECHA DE CADUCIDAD. PARA UNA CONSERVACIÓN MÁS PROLONGADA, SE PUEDEN CONGELAR, SACANDO SOLO LAS PORCIONES NECESARIAS PARA LA SEMANA, LO QUE GARANTIZA FRESCURA Y PRACTICIDAD.

Instrucciones Generales

OPCIÓN A: CON PROCESADOR DE ALIMENTOS

PASO 1. REMOJAR LOS DÁTILES Y FRUTOS SECOS
COLOCA LOS DÁTILES SIN SEMILLA, UVAS PASAS, Y FRUTAS DESHIDRATADAS EN UN RECIPIENTE CON AGUA CALIENTE Y DÉJALOS REPOSAR DURANTE 30 MINUTOS PARA QUE SE ABLANDEN.

PASO 2. PROCESAR LOS INGREDIENTES SECOS
EN EL PROCESADOR DE ALIMENTOS, AÑADE LA AVENA, NUECES, SEMILLAS, FRUTOS SECOS E INGREDIENTES EN POLVO (MENOS LOS SUPERALIMENTOS). PROCESA HASTA OBTENER UNA TEXTURA GRANULADA Y UNIFORME.

PASO 3. AÑADIR LOS DÁTILES Y FRUTAS DESHIDRATADAS
ESCURRE LOS DÁTILES Y AGRÉGALOS AL PROCESADOR JUNTO CON LAS UVAS PASAS Y OTRAS FRUTAS DESHIDRATADAS. PROCESA EN INTERVALOS CORTOS (MODO PULSAR) HASTA QUE LA MEZCLA COMIENCE A UNIRSE Y SE EMPIECE A FORMAR UNA MASA CONSISTENTE.

PASO 4. DISOLVER EL SUPERALIMENTO EN EL LÍQUIDO E INCORPORARLO
MEZCLA EL SUPERALIMENTO CON EL LÍQUIDO CALIENTE (AGUA, TÉ O CAFÉ) HASTA QUE SE DISUELVA POR COMPLETO. VIERTE EL LÍQUIDO POCO A POCO EN EL PROCESADOR MIENTRAS SIGUES PULSANDO HASTA OBTENER UNA MASA HOMOGÉNEA Y MOLDEABLE.

PASO 5. DAR FORMA A LAS NUTRIBOMBS
UTILIZA UNA CUCHARA GRANDE PARA PORCIONAR LA MASA Y, CON LAS MANOS, AMASA Y REDONDEA HASTA FORMAR BOLITAS DEL TAMAÑO DESEADO. HUMEDECE TUS MANOS PARA FACILITARLO.

OPCIÓN B: SIN PROCESADOR DE ALIMENTOS

PASO 1. PREPARAR LOS DÁTILES Y FRUTOS SECOS
REMOJA LOS DÁTILES Y FRUTAS DESHIDRATADAS EN AGUA CALIENTE DURANTE 30 MINUTOS Y LUEGO PÍCALOS FINAMENTE A MANO (UTILIZA UN CUCHILLO GRANDE).

PASO 2. SUSTITUIR AVENA POR HARINA DE AVENA | ALMENDRAS | COCO
EN LUGAR DE AVENA EN HOJUELAS, USA SU HARINA A PARA FACILITAR LA MEZCLA MANUAL.

PASO 3. PICAR INGREDIENTES SECOS
TROCEA LAS NUECES Y SEMILLAS EN PEDAZOS PEQUEÑOS USANDO UN CUCHILLO GRANDE.

PASO 4. MEZCLAR LOS INGREDIENTES
EN UN BOWL GRANDE, COMBINA LOS INGREDIENTES SECOS, LOS DÁTILES PICADOS Y EL SUPERALIMENTO PREVIAMENTE DISUELTO EN LÍQUIDO CALIENTE.

PASO 5. AMASAR LA MASA
CON LAS MANOS, AMASA LA MEZCLA HASTA QUE TODOS LOS INGREDIENTES ESTÉN BIEN INTEGRADOS Y PUEDAS FORMAR BOLITAS. USA UNA CUCHARA GRANDE PARA OBTENER PORCIONES UNIFORMES Y MOLDEARLAS FÁCILMENTE.

Tips de USO y Sugerencias Prácticas

TIP #1. REEMPLAZO DE INGREDIENTES

- NO ES NECESARIO SEGUIR LOS INGREDIENTES AL PIE DE LA LETRA. SI ALGÚN INGREDIENTE NO ESTÁ DISPONIBLE, REVISA LA LISTA DE SUSTITUTOS QUE ACOMPAÑA CADA CATEGORÍA (NUECES, SEMILLAS, FRUTAS SECAS, ETC.). POR EJEMPLO, LAS ALMENDRAS PUEDEN REEMPLAZARSE POR OTRAS NUECES, Y LA PROTEÍNA VEGETAL POR MÁS HARINA, PARA IGUALAR LA CONSISTENCIA DESEADA.
- LOS SUPERALIMENTOS SON UN EXCELENTE COMPLEMENTO, PERO NO SON INDISPENSABLES. PUEDES OMITIRLOS SIN AFECTAR LA CALIDAD NUTRICIONAL DE LA RECETA.

TIP #2. MEDICIÓN SIN GRAMERA

- AUNQUE USAR UNA GRAMERA ASEGURA PRECISIÓN, PUEDES OPTAR POR TAZAS Y CUCHARAS MEDIDORAS. LA LISTA DE EQUIVALENCIAS POR CADA RECETA ESTÁ DISEÑADA PARA FACILITAR ESTE PROCESO.
- SI NO TIENES MEDIDORES OFICIALES, UTILIZA VASOS O CUCHARAS CASERAS COMO REFERENCIA APROXIMADA Y AJUSTA LA TEXTURA SEGÚN LO NECESARIO.

TIP #3. OPTIMIZACIÓN DEL COSTO

- ALGUNOS INGREDIENTES, COMO LOS FRUTOS SECOS, NUECES, PROTEÍNA EN POLVO O SUPERALIMENTOS, PUEDEN SER COSTOSOS. MI CONSEJO ES ELEGIR UNA O DOS RECETAS QUE TE GUSTEN Y ROTARLAS DURANTE EL MES PARA APROVECHAR AL MÁXIMO LOS INGREDIENTES QUE COMPRES. NO DEJES QUE LA VARIEDAD DE INGREDIENTES TE INTIMIDE NI LIMITE, TU PUEDES AJUSTAR TODO A TUS NECESIDADES.
- AGRUPA INGREDIENTES DE LA MISMA CATEGORÍA EN TU DESPENSA PARA PODER EXPERIMENTAR CON DISTINTAS COMBINACIONES EN FUTURAS PREPARACIONES. LAS RECETAS SON UNA SUGERENCIA, PERO EL CHEF ERES TU.

TIP #4. PREPARACIONES COMPARTIDAS

ESTAS RECETAS SON IDEALES PARA PREPARAR EN GRANDES CANTIDADES. PUEDES COMPARTIRLAS CON AMIGOS O FAMILIA, LO QUE TAMBIÉN AYUDA A REDUCIR COSTOS Y A DISFRUTAR LA EXPERIENCIA EN GRUPO.

TIP #5. CONSERVACIÓN Y CONGELACIÓN

- CONSERVA EN LA NEVERA HASTA POR **7** DÍAS EN UN RECIPIENTE HERMÉTICO.
- LAS NUTRIBOMBS SE PUEDEN CONGELAR FÁCILMENTE. ESTO ES PERFECTO PARA PREPARAR GRANDES CANTIDADES DE UNA SOLA VEZ Y CONSUMIRLAS DURANTE SEMANAS. ASEGÚRATE DE DESCONGELARLAS A TEMPERATURA AMBIENTE ANTES DE CONSUMIR.

TIP #6. EXPLORACIÓN Y ROTACIÓN DE INGREDIENTES

- VARÍA LOS INGREDIENTES CADA VEZ QUE COMPRES. ESTO NO SOLO TE PERMITIRÁ DESCUBRIR NUEVAS COMBINACIONES DE SABORES, SINO QUE TAMBIÉN ENRIQUECE TU NUTRICIÓN AL INCLUIR UNA VARIEDAD MÁS AMPLIA DE NUTRIENTES.
- USA LA GUÍA DE PROPIEDADES Y SUSTITUTOS PARA INSPIRARTE Y DIVERSIFICAR TUS NUTRIBOMBS MIENTRAS EXPLORAS OPCIONES NUEVAS Y MÁS ACCESIBLES.

TIP #7. AJUSTE DE CANTIDADES

- DUPLICA O TRIPLICA LAS RECETAS SEGÚN EL NÚMERO DE PERSONAS O PARA OPTIMIZAR EL TIEMPO DE PREPARACIÓN.
- ASEGÚRATE DE QUE EL TAMAÑO DE TU PROCESADOR SEA ADECUADO PARA MANEJAR MAYORES VOLÚMENES.
- CONSERVA EN LA NEVERA SOLO LO NECESARIO PARA UNA SEMANA Y CONGELA EL RESTO EN PORCIONES PARA MANTENER FRESCURA.

TIP #8. DISFRUTA EL PROCESO

MÁS ALLÁ DE SUS BENEFICIOS NUTRICIONALES, ESTAS RECETAS ESTÁN PENSADAS PARA SER UN RITUAL CREATIVO Y NUTRITIVO. ¡EXPERIMENTA CON COLORES, SABORES, Y TEXTURAS PARA DISFRUTAR DE UNA EXPERIENCIA INTEGRAL QUE NUTRA TANTO EL CUERPO COMO EL ESPÍRITU!

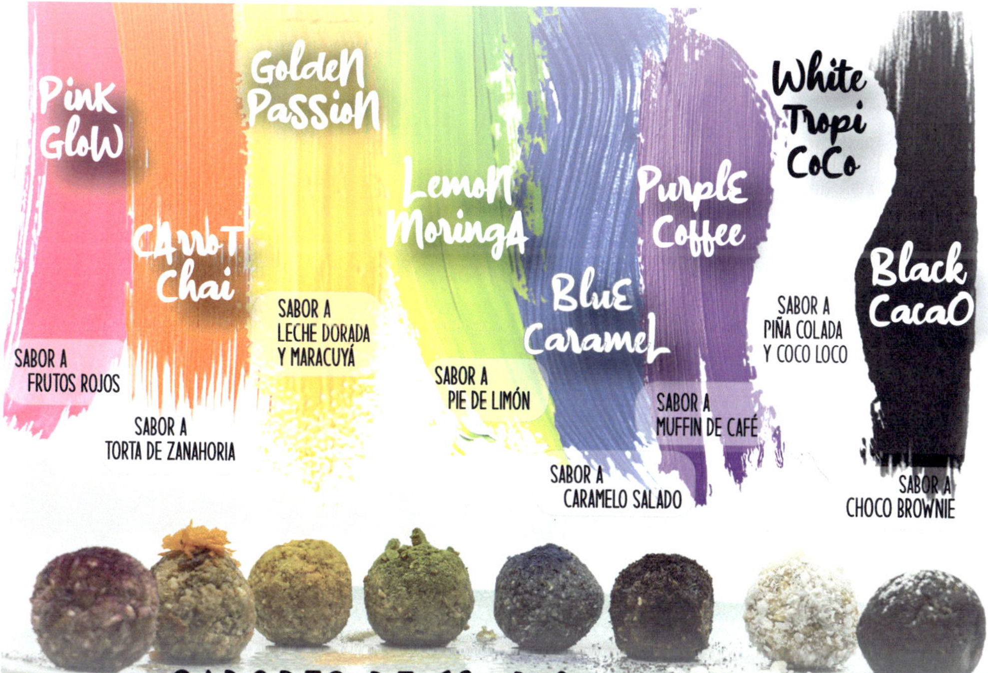
Pink Glow
SABOR A FRUTOS ROJOS
CArroT Chai
SABOR A TORTA DE ZANAHORIA
Golden Passion
SABOR A LECHE DORADA Y MARACUYÁ
Lemon Moringa
SABOR A PIE DE LIMÓN
Blue Caramel
SABOR A CARAMELO SALADO
Purple Coffee
SABOR A MUFFIN DE CAFÉ
White Tropi CoCo
SABOR A PIÑA COLADA Y COCO LOCO
Black CacaO
SABOR A CHOCO BROWNIE

SABORES DE Nutri BOMBS

Pink Glow

UN ESTALLIDO DULCE Y VIBRANTE, COMO UN PASEO POR UN BOSQUE LLENO DE FRESAS MADURAS. SU SABOR FRESCO Y JUGOSO EVOCA LA ENERGÍA DEL AMANECER Y LA VITALIDAD DE LA NATURALEZA.

CArroT Chai

UN BOCADO CÁLIDO Y ESPECIADO, COMO UN ABRAZO EN UN DÍA FRÍO. SU MEZCLA SUAVE DE ZANAHORIA Y ESPECIAS TE TRANSPORTA A LA DULZURA NOSTÁLGICA DE UN POSTRE CASERO.

Golden Passion

EXÓTICO, ESPECIADO Y REFRESCANTE. LA FUSIÓN DE LA CÁLIDA CÚRCUMA Y EL ÁCIDO DEL MARACUYÁ CREA UNA EXPLOSIÓN DE SABOR TROPICAL CON TOQUES DORADOS.

Lemon Moringa

UN EQUILIBRIO PERFECTO ENTRE LA ACIDEZ VIBRANTE DEL LIMÓN Y LA SUAVIDAD HERBAL DE LA MORINGA, RECORDANDO LA FRESCURA DE UN POSTRE CÍTRICO CON UN TOQUE VERDE.

Blue Caramel

DULCE, CREMOSO Y CON UN GIRO INESPERADO SALADITO QUE REALZA CADA BOCADO. UN VERDADERO PLACER QUE SE SIENTE INDULGENTE Y SOFISTICADO.

Purple Coffee

UN SABOR PROFUNDO Y RECONFORTANTE QUE MEZCLA EL AMARGOR SUAVE DEL CAFÉ CON NOTAS DULCES Y AFRUTADAS, COMO UN MUFFIN RECIÉN HORNEADO.

White TropiCoCo

UN VIAJE DIRECTO A LA PLAYA CON CADA BOCADO. DULCE, TROPICAL Y LLENO DE FRESCURA, COMO UNA PIÑA COLADA CREMOSA EN UN DÍA SOLEADO.

Black CacaO

INTENSO, RICO Y ABSOLUTAMENTE IRRESISTIBLE, CON EL SABOR PROFUNDO DEL CACAO PURO Y LA TEXTURA SUAVE Y DECADENTE DE UN BROWNIE DE CHOCOLATE PERFECTO.

Pink Glow

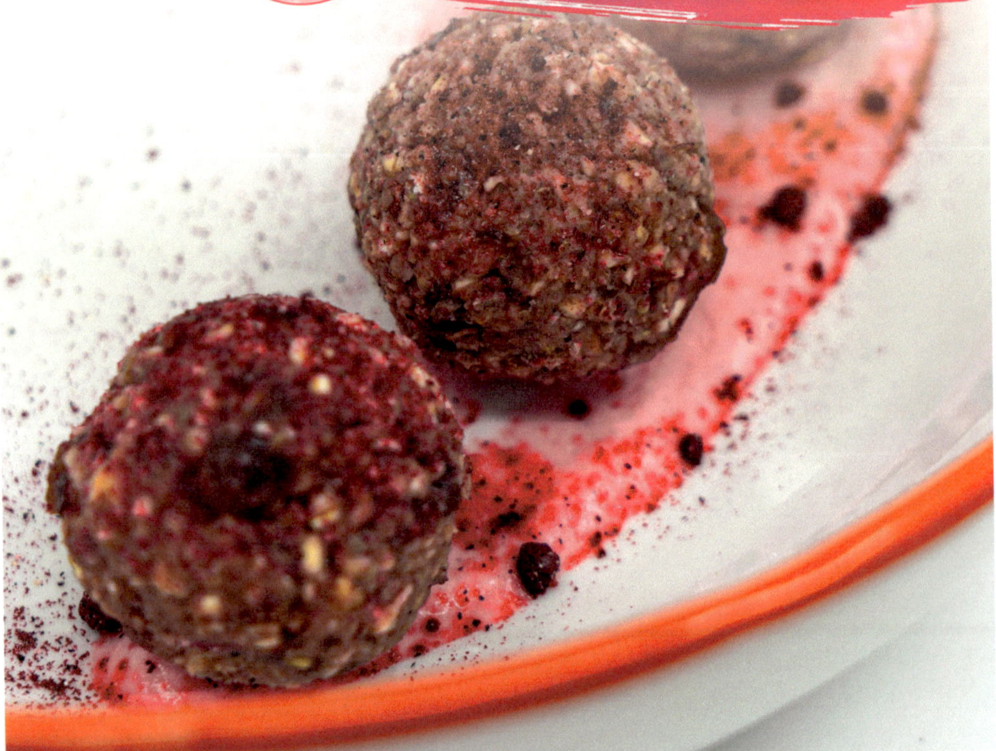

UN ESTALLIDO DULCE Y VIBRANTE, COMO UN PASEO POR UN BOSQUE LLENO DE FRESAS MADURAS. SU SABOR FRESCO Y JUGOSO EVOCA LA ENERGÍA DEL AMANECER Y LA VITALIDAD DE LA NATURALEZA.

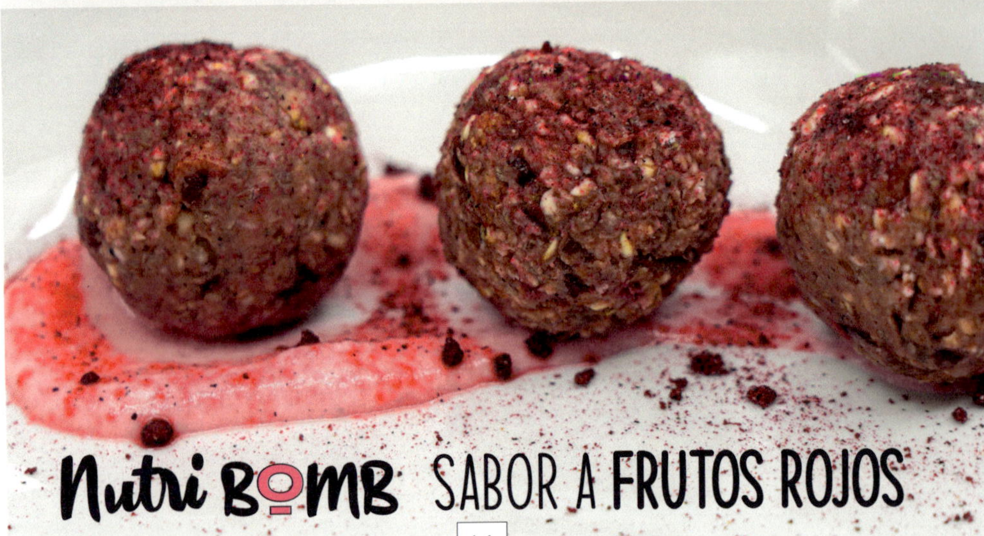

Nutri Bomb SABOR A **FRUTOS ROJOS**

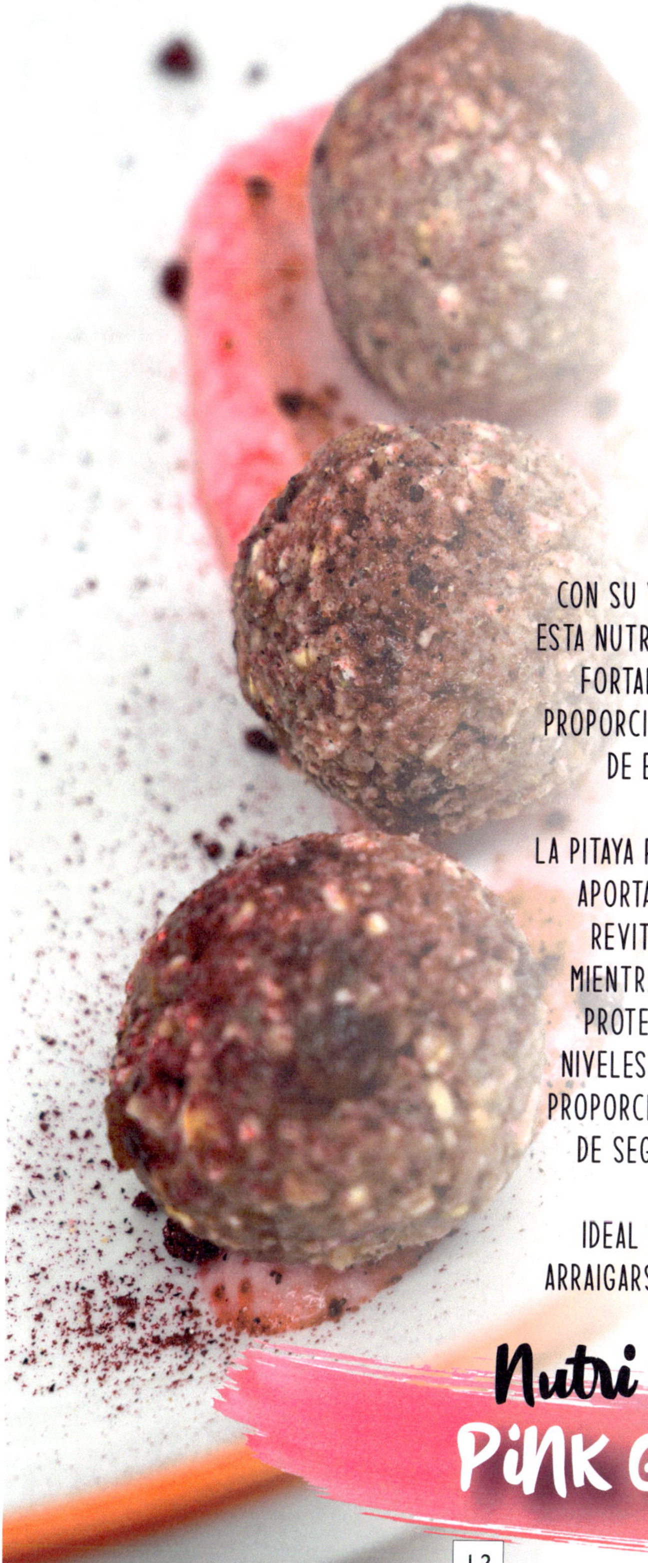

CON SU VIBRANTE COLOR ROSADO, ESTA NUTRIBOMB ESTÁ DISEÑADA PARA FORTALECER EL CHAKRA RAÍZ, PROPORCIONANDO UNA BASE SÓLIDA DE ENERGÍA Y VITALIDAD.

LA PITAYA ROSADA Y FLOR DE JAMAICA APORTAN ANTIOXIDANTES QUE REVITALIZAN LAS CÉLULAS, MIENTRAS QUE LA FIBRA Y LAS PROTEÍNAS ESTABILIZAN LOS NIVELES DE AZÚCAR EN SANGRE, PROPORCIONANDO UNA SENSACIÓN DE SEGURIDAD Y ESTABILIDAD.

IDEAL PARA QUIENES BUSCAN ARRAIGARSE Y RECARGAR FUERZAS.

Nutri BOMB
Pink Glow

Pink Glow
- CARACTERÍSTICAS -

SABOR: FRUTOS ROJOS

SUPERALIMENTOS: PITAYA ROSADA O FLOR DE JAMAICA

INGREDIENTES: AVENA + DÁTILES + ARÁNDANOS + ALMENDRAS + SEMILLAS DE CHÍA + CANELA + PROTEÍNA VEGETAL (SABOR VAINILLA O FRUTOS ROJOS) + SUPERALIMENTO ROSA A ELECCIÓN

ACTIVA EL CHAKRA: RAÍZ (MULADHARA) - "YO SOY"

CUÁNDO CONSUMIRLA:

- AL INICIO DEL DÍA PARA SENTIRTE MÁS ENRAIZADO Y CON ENERGÍA.
- CUANDO NECESITES ESTABILIDAD EMOCIONAL O ENFRENTAR SITUACIONES ESTRESANTES.
- ANTES DE UN ENTRENAMIENTO FÍSICO INTENSO PARA AUMENTAR TU VITALIDAD.

CONVIÉRTELA EN UN SNACK:
RECETA "PINK GLOW SOBRE FRESAS CON CREMA DE PROTEÍNA"

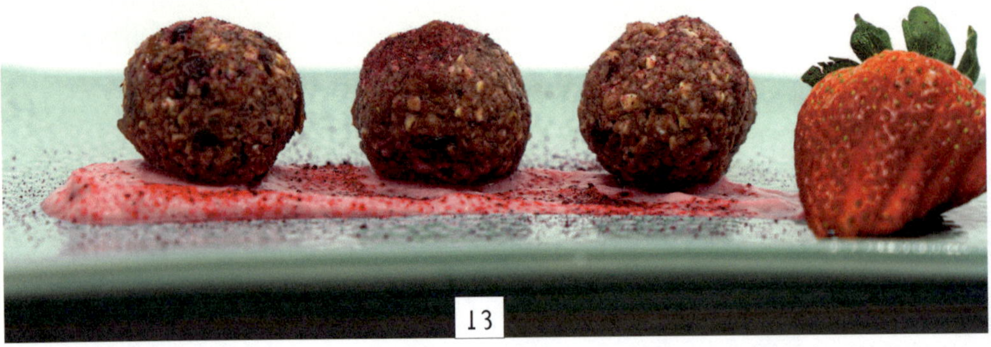

Pink Glow
- ACTIVA TU CHAKRA RAÍZ -

- **NOMBRE**: MULADHARA CHAKRA
- **COLOR**: ROJO O ROSA
- **PODER**: "YO SOY"
- **UBICACIÓN**: BASE DE LA COLUMNA VERTEBRAL
- **POTENCIA**: CONEXIÓN CON LA TIERRA, ESTABILIDAD, SEGURIDAD, VITALIDAD.
- **ELEMENTO**: TIERRA
- **ALIMENTOS ASOCIADOS**: REMOLACHA, FRESAS, CEREZAS, TOMATES, PIMIENTOS ROJOS, PITAYA ROSADA, FLOR DE JAMAICA, CANELA.
- **ENERGÍA DE LAS NUTRIBOMBS**: FOMENTAN EL ENRAIZAMIENTO, LA SENSACIÓN DE SEGURIDAD Y LA ENERGÍA FÍSICA.

INTENCIÓNALA AL CONSUMIRLA:

(ANTES DE COMER TU NUTRIBOMB REPITE)

"YO RECONECTO CON MI BASE,
ME ENRAÍZO EN MI PRESENTE.
SIENTO SEGURIDAD Y FUERZA EN CADA PASO."

AFIRMACIÓN:

"ESTOY SEGURO Y TENGO ESTABILIDAD"

Pink Glow
- INGREDIENTES Y RECETA -

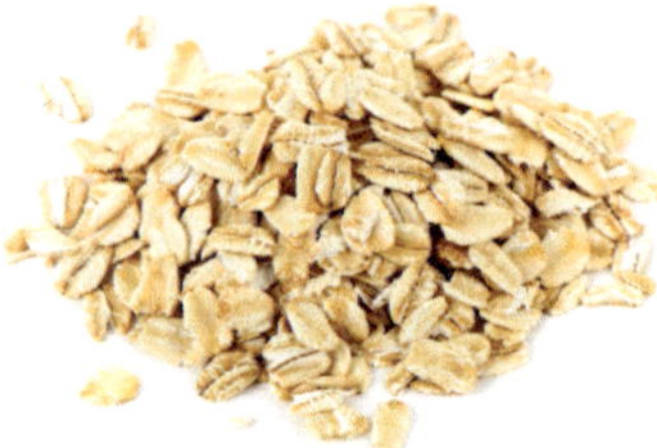

Avena en Hojuelas
(O HARINA DE AVENA)

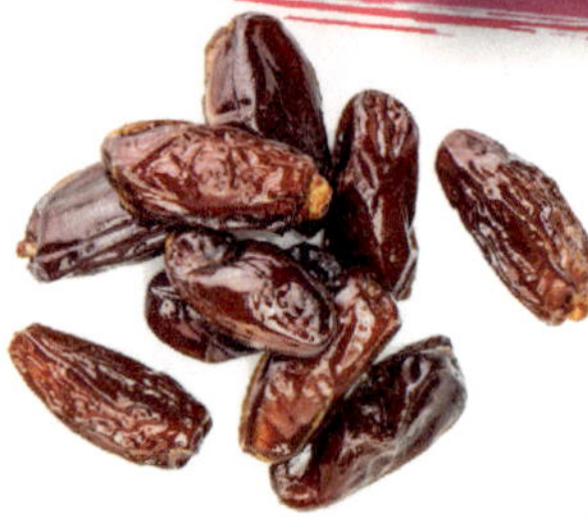

Dátiles
(SIN SEMILLA)

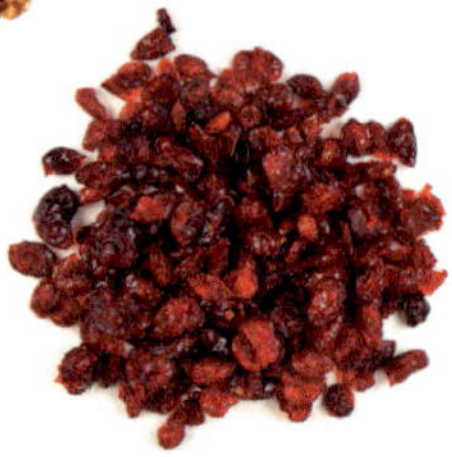

Arándanos Deshidratados
(SIN AZÚCAR)

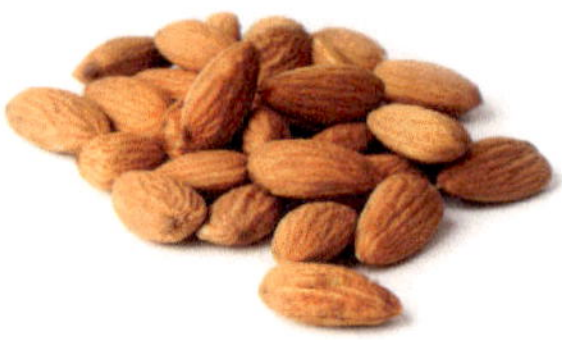

Almendras
(ENTERAS O FILETEADAS)

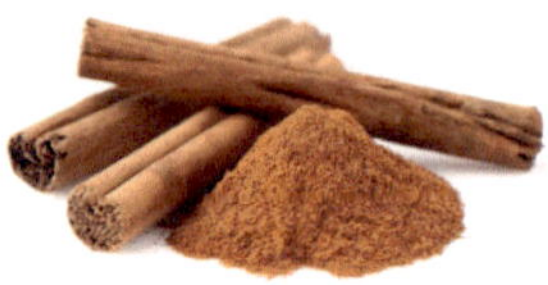

Canela en polvo

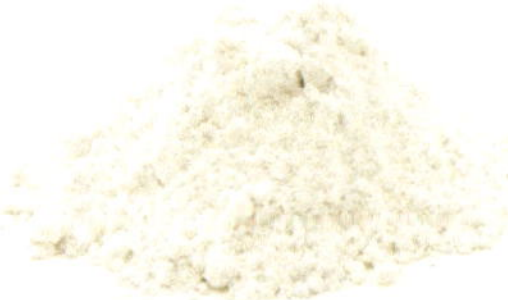

Proteína Vegetal
(AISLADA DE ARVEJA O SOYA)
DE VAINILLA O COCO

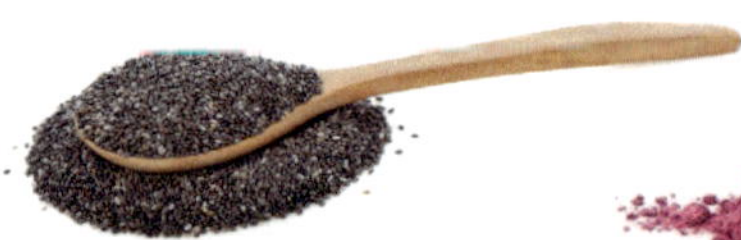

Semillas de Chía

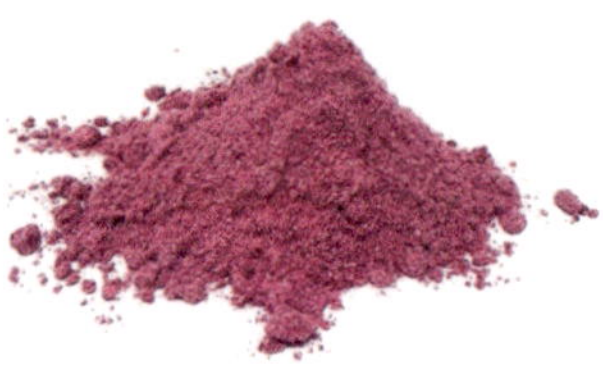

Super Alimento: Pink Glow
(SUPERALIMENTO ROSADO CON FLOR DE JAMAICA O PITAYA ROSADA)

CANTIDADES:
(para 8-10 bolitas de 24 gr. c/u)

AVENA EN HOJUELAS
60GR. (≈3/4 TAZA)

DÁTILES SIN SEMILLA
60GR. (≈4-5 MEDIANOS)

AGUA HERVIDA
60ML. (≈1/4 TAZA)

ARÁNDANOS DESHIDRATADOS
20GR. (≈2 CUCHARADAS)

ALMENDRAS
18GR. (≈2 CUCHARADAS)

PROTEÍNA VEGETAL EN POLVO
12GR. (≈1+1/2 CUCHARADA)

SEMILLAS DE CHÍA
10GR. (≈1 CUCHARADA)

SUPERALIMENTO EN POLVO
2GR. (≈1/2 CUCHARADITA)

CANELA EN POLVO
1,30GR. (≈1/4 CUCHARADITA)

Pink Glow - PROPIEDADES Y SUSTITUTOS

ALMENDRAS:

FUENTE DE GRASAS SALUDABLES, VITAMINA E (ANTIOXIDANTE) Y MAGNESIO.

*** sustitutos: otras nueces (maní, pecanas, nuez del nogal, marañón), semillas de girasol o calabaza.**

ARÁNDANOS:

FUENTE DE ANTIOXIDANTES (ESPECIALMENTE ANTOCIANINAS), VITAMINA C Y FIBRA.

***sustitutos: uvas pasas, cerezas deshidratadas, moras deshidratas o dátiles.**

CANELA:

ANTI-INFLAMATORIA, ANTIOXIDANTE, AYUDA A REGULAR EL AZÚCAR EN SANGRE.

*** sustitutos: cardamomo, nuez moscada, clavo de olor en polvo.**

SEMILLAS DE CHÍA:

ALTAS EN OMEGA-3, FIBRA, Y PROTEÍNAS; AYUDAN A LA HIDRATACIÓN Y LA SACIEDAD.

*** sustitutos: semillas de linaza, semillas de cáñamo, o de amapola.**

SUPERALIMENTO DE PITAYA ROSADA:

(DRAGON FRUIT) RICA EN VITAMINA C, ANTIOXIDANTES, FIBRA Y MINERALES. AYUDA A FORTALECER EL SISTEMA INMUNE, MEJORA LA DIGESTIÓN Y PROMUEVE LA SALUD DE LA PIEL. *** sustitutos: polvo de remolacha.**

SUPERALIMENTO DE FLOR DE JAMAICA:

RICA EN ANTIOXIDANTES, VITAMINA C, Y COMPUESTOS ANTIINFLAMATORIOS. AYUDA A REGULAR LA PRESIÓN ARTERIAL, A MEJORAR LA SALUD CARDIOVASCULAR Y A FORTALECER EL SISTEMA INMUNE. ADEMÁS, TIENE PROPIEDADES DIURÉTICAS QUE PUEDEN SER BENEFICIOSAS PARA LA ELIMINACIÓN DE TOXINAS.

*** sustitutos: acaí en polvo.**

RECETA Pink Glow

CONVIERTE TUS NUTRIBOMBS EN UN
- FACILÍSIMO Y NUTRITIVO SNACK -

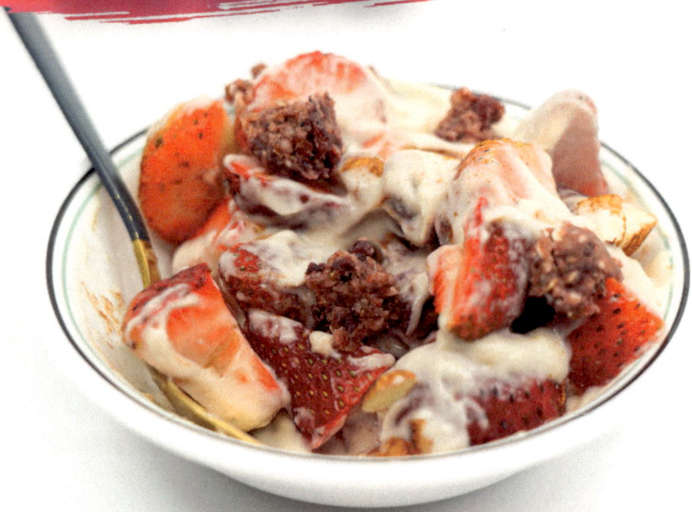

NUTRIBOMB PINK GLOW
SOBRE FRESAS CON CREMA DE PROTEÍNA

(Para 1 porción mediana)

INGREDIENTES:

NUTRIBOMBS PINK GLOW
(1–2 BOLITAS)

FRESAS EN TROZOS
(6–7 UNIDADES)

YOGURT VEGETAL DE COCO NATURAL O VAINILLA
(5–6 CUCHARADAS O 1/3 TAZA)

ALMENDRAS PICADAS
(≈1 CUCHARADA)

PROTEÍNA VEGETAL EN POLVO
12GR. (1 CUCHARADA)

CANELA EN POLVO
(AL GUSTO)

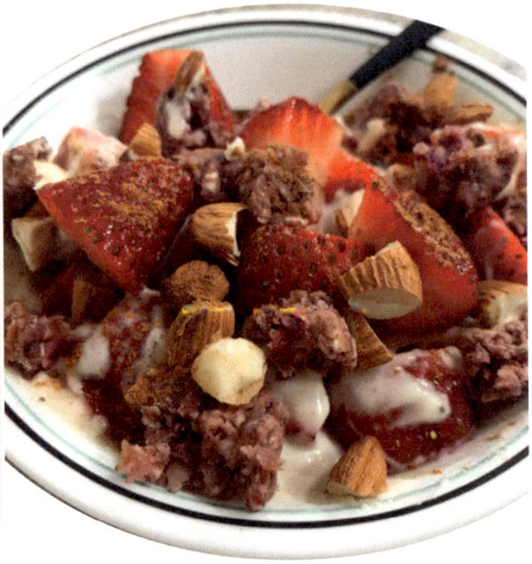

1. En un bowl pequeño, agrega la **proteína al yogurt** y revuelve hasta mezclarlos e incorporarlos bien. Esta es nuestra crema de proteína.
2. Añade las **fresas en trozos** y mezcla todo para crear unas fresas con crema.
3. Agrega las **NUTRIBOMBS** en trozos pequeños, trocéalas con tus dedos.
4. Decora con **almendras picadas y canela** al gusto.
5. **¡Disfruta tu snack NUTRIBOMBA!**

CArroT Chai

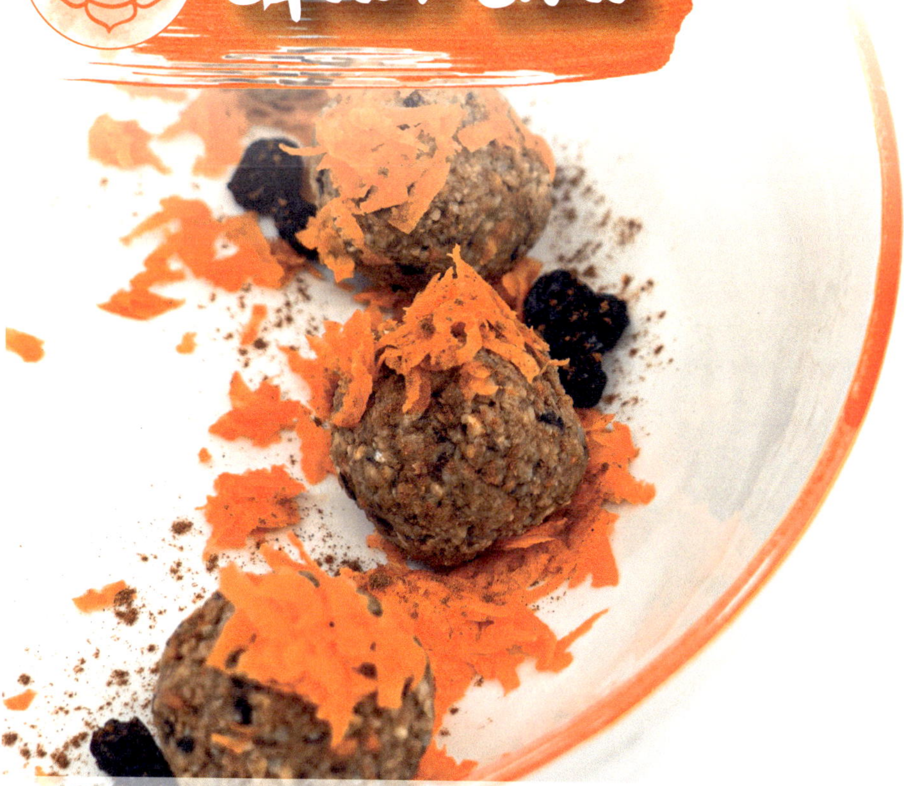

UN BOCADO CÁLIDO Y ESPECIADO, COMO UN ABRAZO EN UN DÍA FRÍO. SU MEZCLA SUAVE DE ZANAHORIA Y ESPECIAS TE TRANSPORTA A LA DULZURA NOSTÁLGICA DE UN POSTRE CASERO.

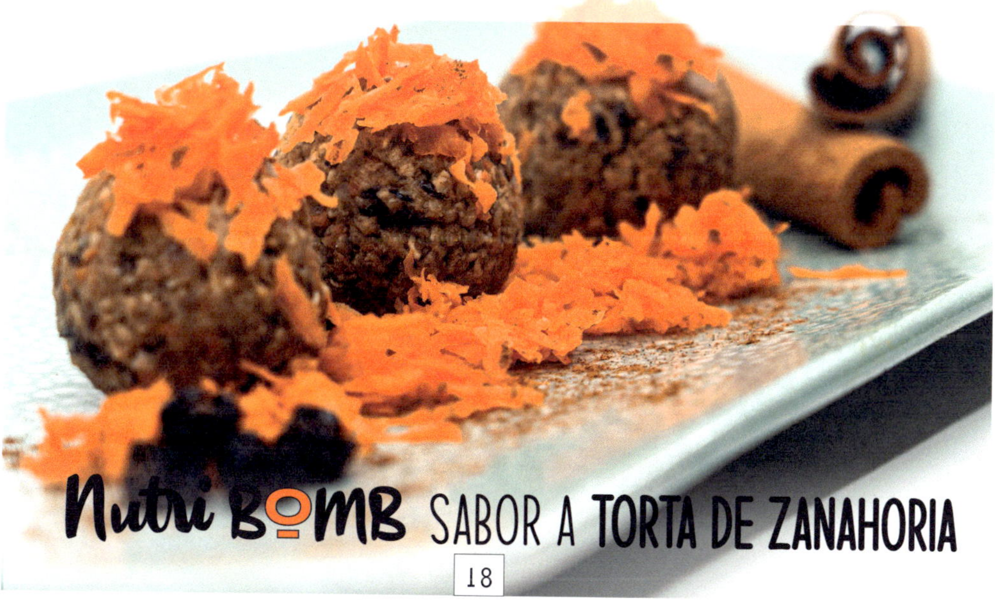

NutriBOMB SABOR A TORTA DE ZANAHORIA

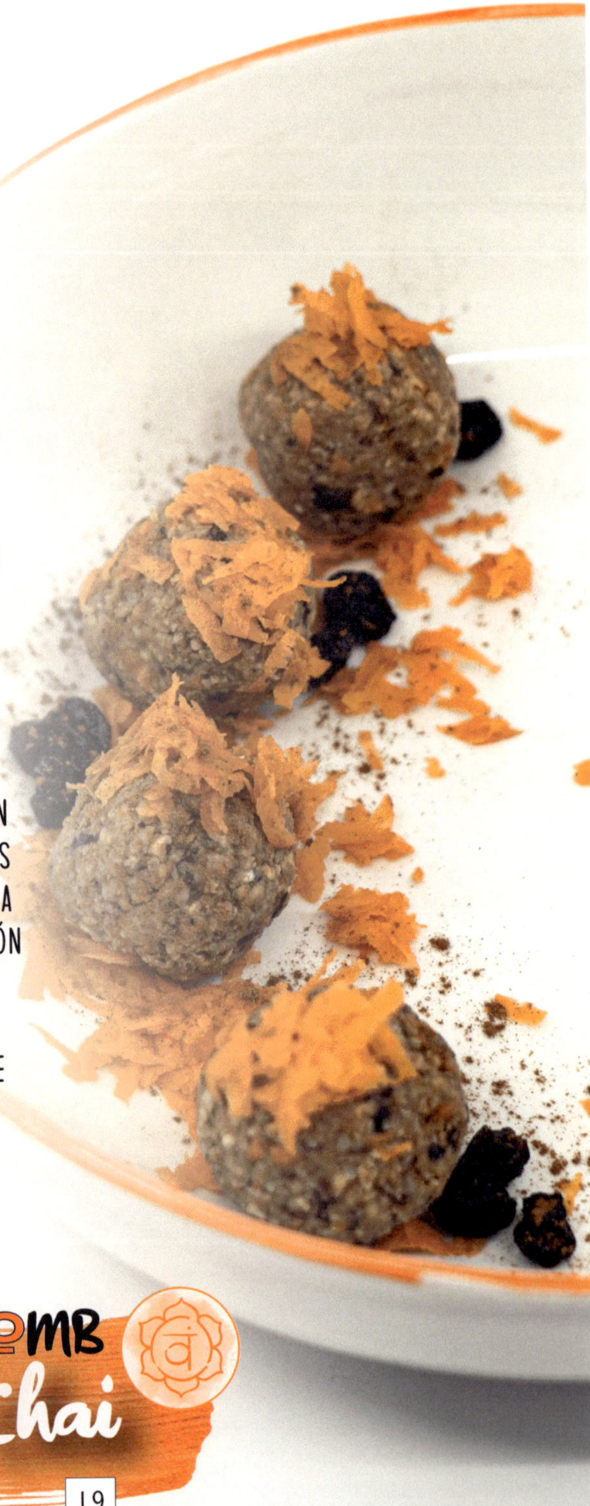

EL COLOR NARANJA DE ESTA NUTRIBOMB NUTRE EL CHAKRA SACRO, PROMOVIENDO LA CREATIVIDAD, LA PASIÓN Y LA SALUD REPRODUCTIVA.

LAS ZANAHORIAS APORTAN BETACAROTENOS QUE MEJORAN LA VISIÓN Y LA PIEL, MIENTRAS QUE LAS ESPECIAS DEL MASALA CHAI POTENCIAN LA CIRCULACIÓN Y REDUCEN LA INFLAMACIÓN.

PERFECTA PARA MOMENTOS DE INSPIRACIÓN O CUANDO SE NECESITA UN EMPUJE EMOCIONAL Y FÍSICO.

Nutri BOMB
CArroT Chai

CArroT Chai
- CARACTERÍSTICAS -

SABOR: TORTA DE ZANAHORIA Y ESPECIAS

SUPERALIMENTO: MASALA CHAI (TÉ NEGRO DE INDIA)

INGREDIENTES: AVENA + DÁTILES Y UVAS PASAS + PECANAS + SEMILLAS GIRASOL + ZANAHORIA RALLADA + PROTEÍNA VEGETAL (SABOR NEUTRO, CHAI O VAINILLA) + SUPERALIMENTO (TE CHAI EN POLVO)

ACTIVA EL CHAKRA: SACRO (SVADHISTHANA) - "YO SIENTO"

CUÁNDO CONSUMIRLA:
- EN MOMENTOS DE BLOQUEO CREATIVO O CUANDO NECESITES INSPIRACIÓN.
- ANTES DE REALIZAR ACTIVIDADES ARTÍSTICAS QUE REQUIERAN CREATIVIDAD.
- CUANDO SIENTAS EMOCIONES ESTANCADAS Y NECESITES FLUIR MEJOR CON LA VIDA.

CONVIÉRTELA EN UN POSTRE:
RECETA "CARROT CHAI DE MINI GALLETAS CON CREMA FROSTING"

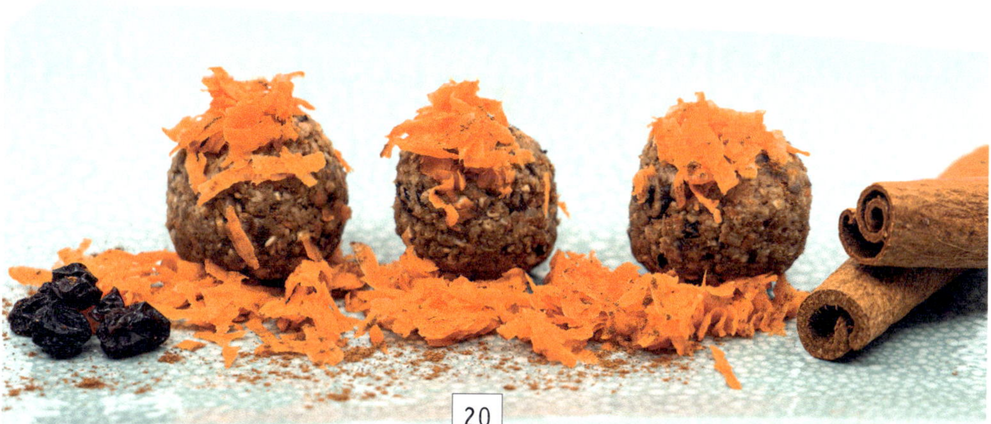

Carrot Chai

- ACTIVA TU CHAKRA SACRO -

- **NOMBRE**: SVADHISTHANA CHAKRA
- **COLOR**: NARANJA
- **PODER**: "YO SIENTO"
- **UBICACIÓN**: REGIÓN INFERIOR DEL ABDOMEN, DEBAJO DEL OMBLIGO.
- **POTENCIA**: CREATIVIDAD, SEXUALIDAD, EMOCIONES EQUILIBRADAS.
- **ELEMENTO**: AGUA
- **ALIMENTOS ASOCIADOS**: NARANJAS, ZANAHORIAS, MANGO, CALABAZA, CÚRCUMA.
- **ENERGÍA DE LAS NUTRIBOMBS**: ESTIMULAN LA CREATIVIDAD Y EL DISFRUTE DE LA VIDA.

INTENCIÓNALA AL CONSUMIRLA:

(ANTES DE COMER TU NUTRIBOMB REPITE)

"YO ACTIVO MI CREATIVIDAD,
ABRAZO EL PLACER Y LA ALEGRÍA
DE PODER DISFRUTAR DEL AQUÍ Y AHORA."

AFIRMACIÓN:

"CELEBRO EL PLACER Y FLUYO CON LA VIDA"

Carrot Chai
INGREDIENTES Y RECETA -

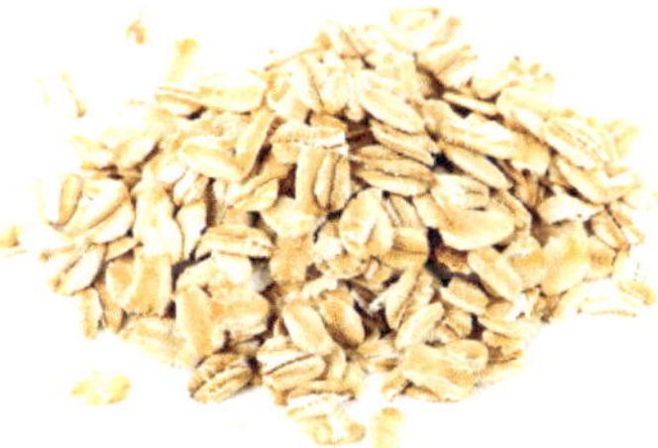

Avena en Hojuelas
(O HARINA DE AVENA)

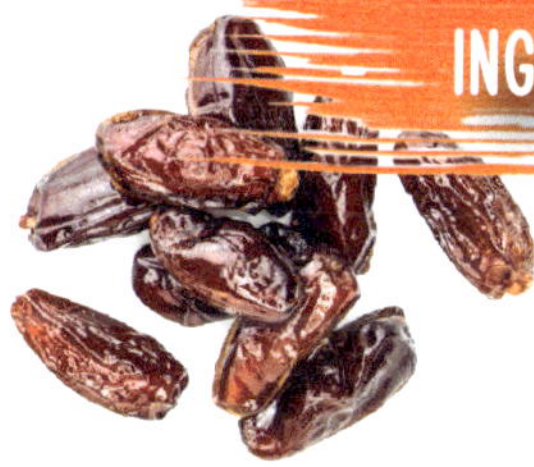

Dátiles
(SIN SEMILLA)

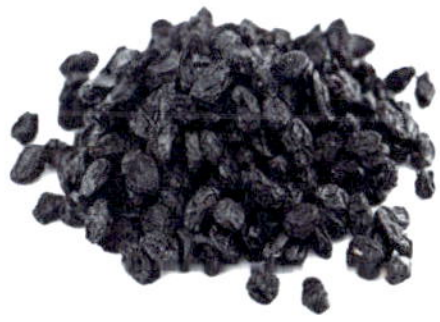

Uvas Pasas
(SIN AZÚCAR)

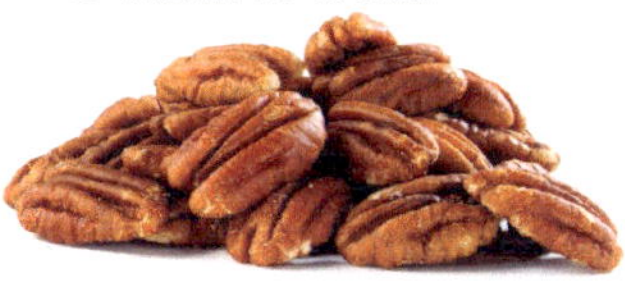

Pecanas
(TROCEADAS)

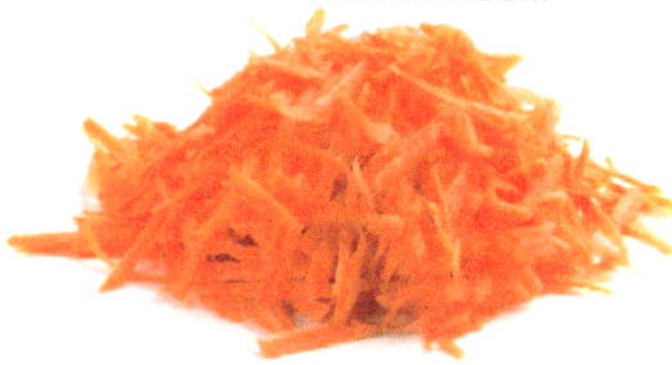

Zanahoria
(RALLADA FINAMENTE)

Proteína Vegetal
(AISLADA DE ARVEJA O SOYA)
NEUTRA O VAINILLA

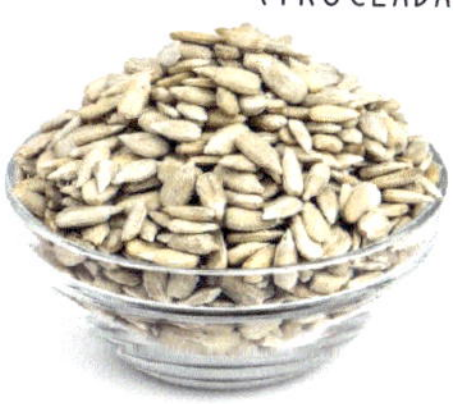

Semillas de Girasol

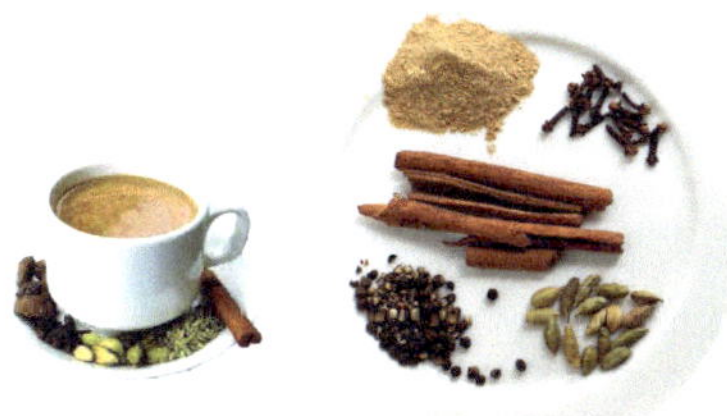

SuperFood: Masala Chai
(SUPERALIMENTO EN POLVO DE TÉ NEGRO Y ESPECIAS
*ANÍS, CANELA, CARDAMOMO, CLAVOS, JENGIBRE Y PIMIENTA)

CANTIDADES:

(para 8-10 bolitas de 24 gr. c/u)

AVENA EN HOJUELAS
60GR. (≈3/4 TAZA)

DÁTILES SIN SEMILLA
60GR. (≈4-5 MEDIANOS)

AGUA HERVIDA
50ML. (casi 1/4 TAZA)

ZANAHORIA RALLADA
40GR. (≈1/3 TAZA COMPACTA)

PROTEÍNA VEGETAL EN POLVO
12GR. (≈1+1/2 CUCHARADA)

UVAS PASAS
10GR. (≈1 CUCHARADA LLENA)

SEMILLAS DE GIRASOL
10GR. (≈1 CUCHARADA LLENA)

NUECES PECANAS
7GR. (casi 1 CUCHARADA)

SUPERALIMENTO EN POLVO
3GR. (≈3/4 CUCHARADITA)

Carrot Chai
PROPIEDADES Y SUSTITUTOS

PECANAS:

RICAS EN GRASAS SALUDABLES (OMEGA-3 Y OMEGA-6), VITAMINAS A Y E, ANTIOXIDANTES, Y MINERALES COMO EL MAGNESIO Y ZINC. SON EXCELENTES PARA LA SALUD DEL CORAZÓN, FAVORECEN LA MEMORIA Y TIENEN PROPIEDADES ANTI-INFLAMATORIAS.

*** sustitutos: otras nueces (del nogal, almendras, marañón, maní) o semillas de girasol.**

SEMILLAS DE GIRASOL:

RICAS EN VITAMINA E, ANTIOXIDANTES, Y ÁCIDOS GRASOS SALUDABLES. AYUDAN A REDUCIR LA INFLAMACIÓN, MEJORAR LA SALUD CARDIOVASCULAR Y FORTALECER EL SISTEMA INMUNE.

*** sustitutos: semillas de calabaza, de sésamo (ajonjolí) o de cáñamo.**

UVAS PASAS:

APORTAN ANTIOXIDANTES, ESPECIALMENTE POLIFENOLES, Y SON UNA EXCELENTE FUENTE DE FIBRA. AYUDAN A MEJORAR LA DIGESTIÓN, EL TRÁNSITO INTESTINAL Y SON UNA BUENA FUENTE DE HIERRO.

*** sustitutos: ciruelas pasas, arándanos deshidratados, higos secos o dátiles.**

ZANAHORIA:

RICA EN BETACAROTENOS (PRECURSORES DE LA VITAMINA A), FIBRA Y ANTIOXIDANTES. AYUDA A MEJORAR LA VISIÓN, FORTALECER EL SISTEMA INMUNE Y MANTENER LA SALUD DE LA PIEL.

*** sustitutos: calabaza o batata naranja rallada (ligeramente cocinada) ó papaya (cambiaría su sabor).**

SUPERALIMENTO DE MASALA CHAI:

ES UNA MEZCLA DE ESPECIAS TÍPICAMENTE DE LA INDIA, QUE INCLUYE CANELA, CARDAMOMO, JENGIBRE, PIMIENTA NEGRA Y CLAVO. ESTAS ESPECIAS TIENEN PROPIEDADES ANTI-INFLAMATORIAS, ANTIOXIDANTES, Y AYUDAN A MEJORAR LA DIGESTIÓN Y LA CIRCULACIÓN SANGUÍNEA. EL MASALA CHAI TAMBIÉN TIENE UN TOQUE ESTIMULANTE DEBIDO AL CARDAMOMO Y LA PIMIENTA. *** sustitutos: usar las especias individualmente.**

RECETA CArroT Chai

CONVIERTE TUS NUTRIBOMBS EN UNAS MINI GALLETAS PARA TARDEAR

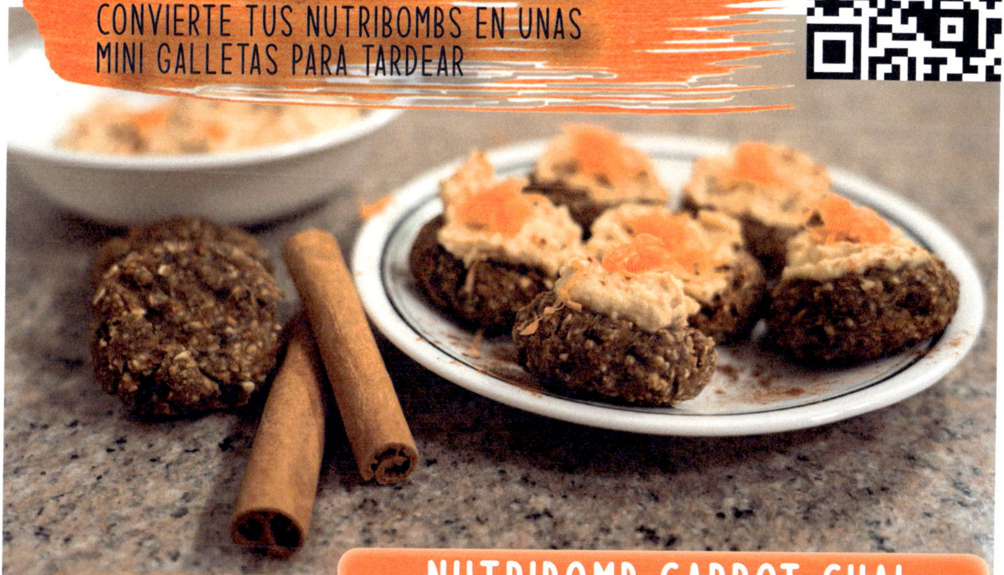

NUTRIBOMB CARROT CHAI
DE MINI GALLETAS CON CREMA FROSTING

(Para 8-10 porciones pequeñas - 1 bolita = 1 mini galleta)

INGREDIENTES:

- NUTRIBOMBS CARROT CHAI (8–10 BOLITAS)
- ZANAHORIA RALLADA FINAMENTE (1/3 TAZA)
- HARINA DE COCO O ALMENDRAS (2 CUCHARADITAS)
- NUECES DE MARAÑÓN (1/2 TAZA)
- ENDULZANTE COMO STEVIA (≈10 GOTICAS) O SYRUP DE DÁTILES / PANELA (2 CUCHARADITAS)
- LECHE VEGETAL (3 CUCHARADAS)
- JUGO DE LIMÓN (3 CUCHARADAS)
- SAL MARINA (1/4 CUCHARADITA)
- OPCIONAL: ESENCIA DE VAINILLA (1/4 CUCHARADITA)

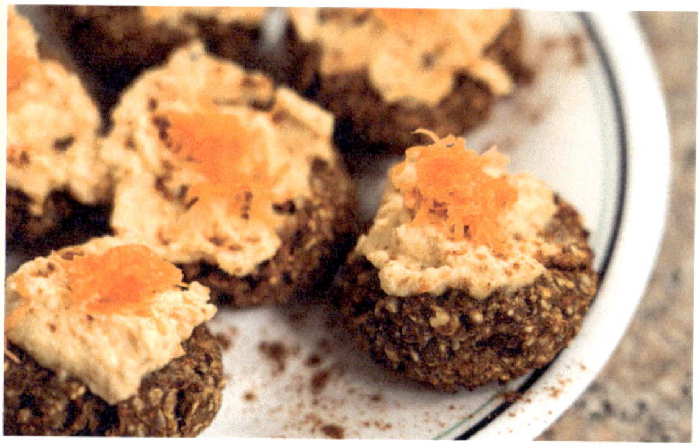

1. Remoja las nueces de **marañón en agua caliente** por un par de horas.
2. Coloca las **NUTRIBOMBS** en un recipiente para horno y aplana con un tenedor para formar las galletas. Llévalas al **horno por 10-15 minutos a 110°F / 200°C.**
3. Agrega el **marañón sin el agua** a un procesador o licuadora potente.
4. Añade la **leche vegetal, el jugo de limón y el endulzante** de preferencia.
5. Agrega la **zanahoria finamente picada** y procesa.
6. Adiciona un **chorrito de agua** si está muy espesa la mezcla. Agrega la **sal marina** y la **escencia de vainilla** y procesa nuevamente. Cuando la mezcla esté homogénea, agrega la **harina de coco o almendras.**
7. Sirve las galletas calientes con un poco de la crema, decora con zanahoria y canela (opcional). **¡Disfruta de una tarde NUTRIBOMBA y comparte con tus invitados! Ideales para acompañar un té chai o café.**

Golden Passion

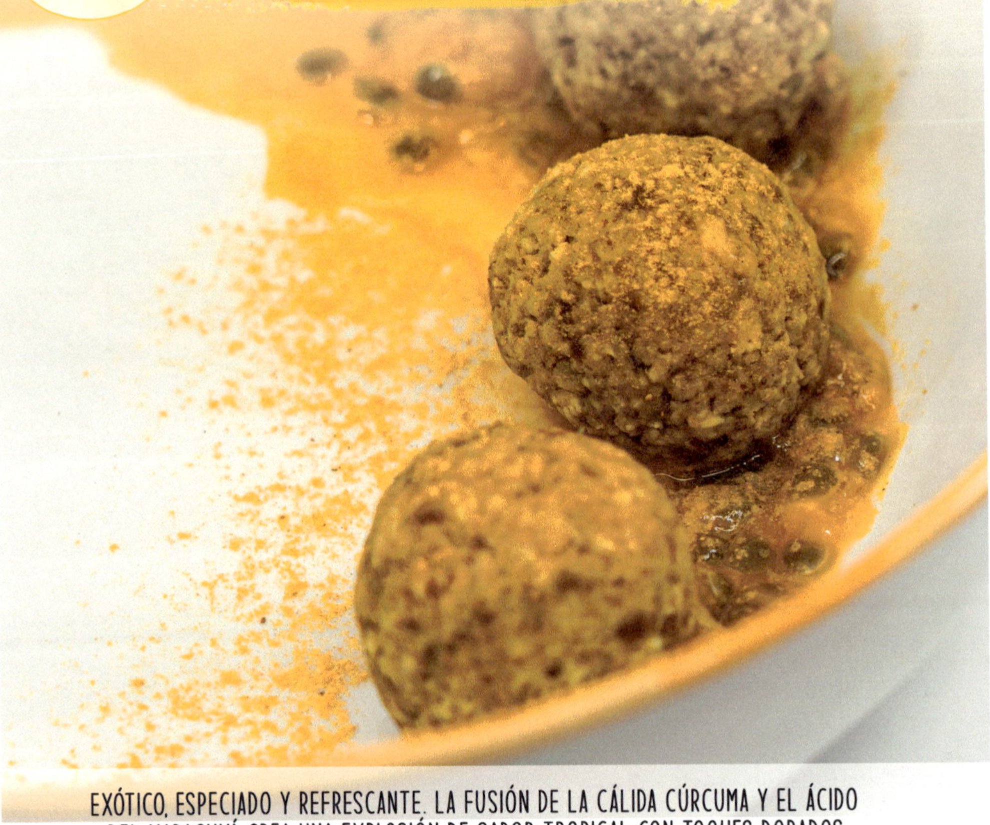

EXÓTICO, ESPECIADO Y REFRESCANTE. LA FUSIÓN DE LA CÁLIDA CÚRCUMA Y EL ÁCIDO DEL MARACUYÁ CREA UNA EXPLOSIÓN DE SABOR TROPICAL CON TOQUES DORADOS.

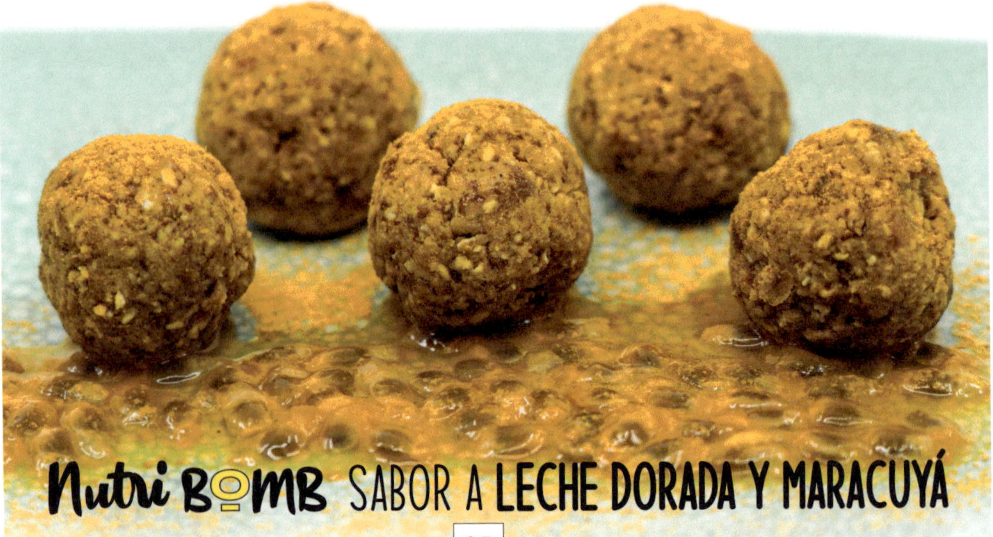

Nutri BOMB SABOR A LECHE DORADA Y MARACUYÁ

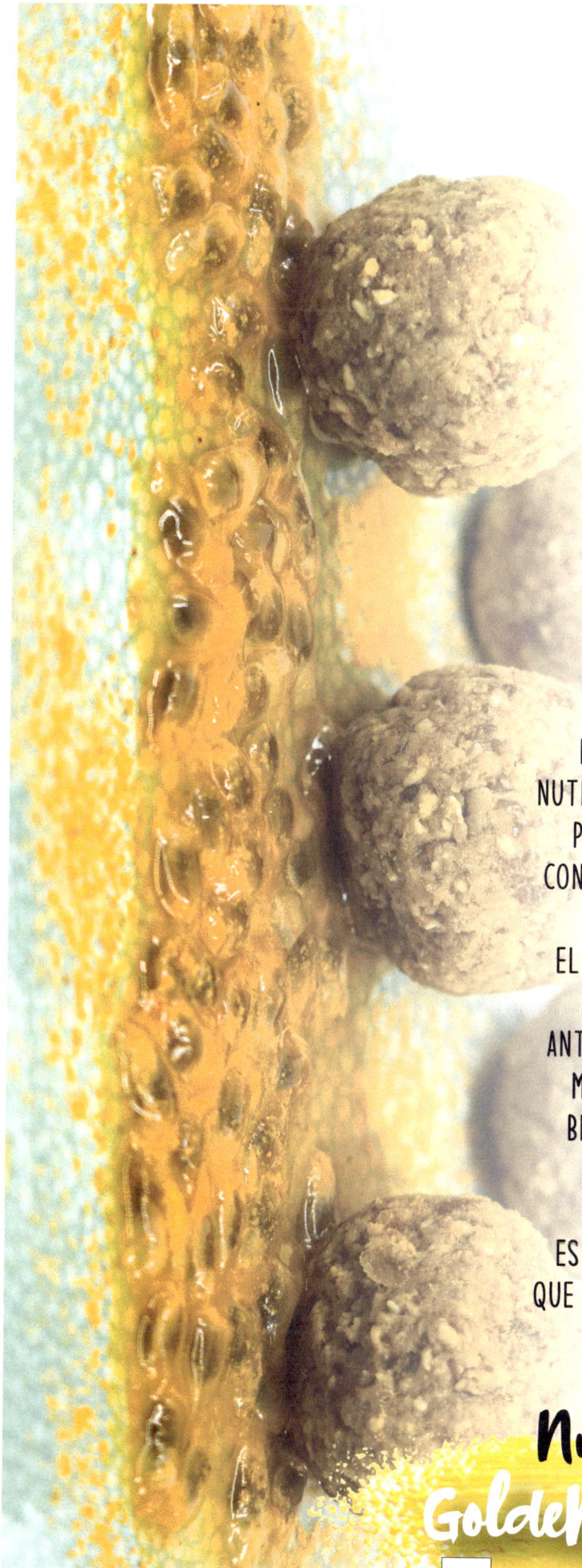

EL AMARILLO DORADO DE ESTA NUTRIBOMB EQUILIBRA EL CHAKRA DEL PLEXO SOLAR, AUMENTANDO LA CONFIANZA Y LA ENERGÍA PERSONAL.

EL MARACUYÁ Y LA LECHE DORADA OFRECEN PROPIEDADES ANTI-INFLAMATORIAS Y CALMANTES, MIENTRAS QUE LAS NUECES DE BRASIL Y LA LINAZA NUTREN EL SISTEMA NERVIOSO.

ES IDEAL PARA MOMENTOS EN LOS QUE SE NECESITA CLARIDAD MENTAL Y FORTALEZA INTERIOR.

Nutri BOMB Golden Passion

Golden Passion

- CARACTERÍSTICAS -

SABOR: LECHE DORADA Y MARACUYÁ

SUPERALIMENTOS: CÚRCUMA Y ESPECIAS

INGREDIENTES: AVENA + DÁTILES + NUECES DE BRASIL Y MARAÑÓN + LINAZA + ZUMO DE MARACUYÁ + PROTEÍNA VEGETAL (SABOR NEUTRO) + SUPERALIMENTO (GOLDEN MILK O CÚRCUMA Y PIMIENTA)

ACTIVA EL CHAKRA: PLEXO SOLAR (MANIPURA) - "YO PUEDO"

CUÁNDO CONSUMIRLA:

- ANTES DE UNA REUNIÓN IMPORTANTE O UNA PRESENTACIÓN PARA ELEVAR LA CONFIANZA.
- EN MOMENTOS DE INDECISIÓN, PARA FORTALECER TU PODER PERSONAL.
- CUANDO SIENTAS QUE TU ENERGÍA ESTÁ DISPERSA Y NECESITES CENTRARTE.

CONVIÉRTELA EN UN DESAYUNO:
RECETA "GOLDEN PASSION GRANOLA RAW SOBRE SMOOTHIE BOWL"

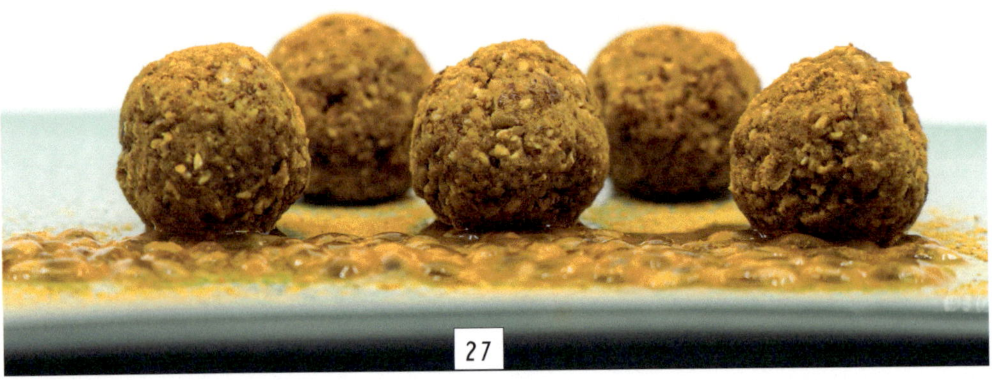

Golden Passion

ACTIVA TU CHAKRA PLEXO-

- **NOMBRE**: MANIPURA CHAKRA
- **COLOR**: AMARILLO
- **PODER**: "YO PUEDO"
- **UBICACIÓN**: ZONA DEL ESTÓMAGO.
- **POTENCIA**: CONFIANZA, PODER PERSONAL, DIGESTIÓN SALUDABLE.
- **ELEMENTO**: FUEGO.
- **ALIMENTOS ASOCIADOS**: BANANO, PIÑA, MAÍZ, LIMÓN AMARILLO, MARACUYÁ, GULUPA.
- **ENERGÍA DE LAS NUTRIBOMBS**: REFUERZAN LA CONFIANZA Y MEJORAN LA DIGESTIÓN.

INTENCIÓNALA AL CONSUMIRLA:

(ANTES DE COMER TU NUTRIBOMB REPITE)

"ENCIENDO MI CHISPA INTERIOR,
Y RECUERDO QUE EL VERDADERO
PODER ESTÁ DENTRO DE MI."

AFIRMACIÓN:

"TENGO EL PODER PARA TRANSFORMAR MI VIDA"

Golden Passion

- INGREDIENTES Y RECETA -

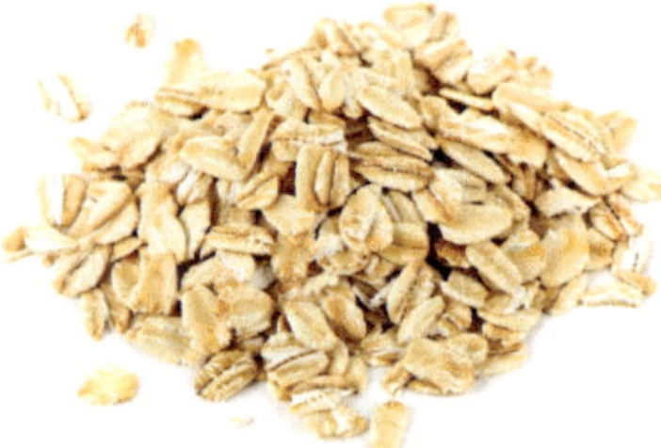

Avena en Hojuelas
(O HARINA DE AVENA)

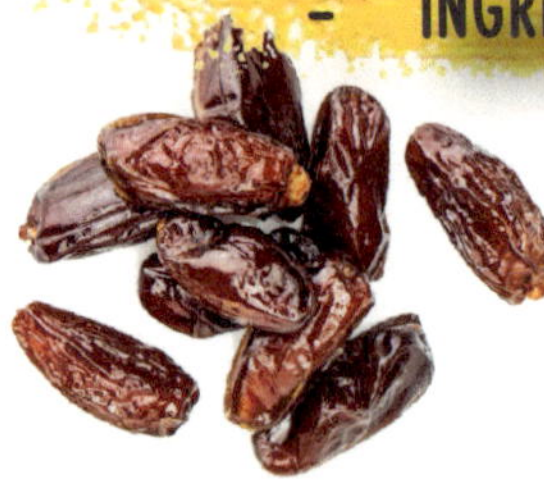

Dátiles
(SIN SEMILLA)

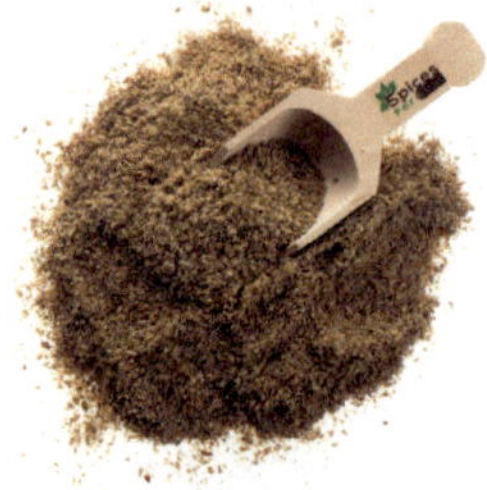

Linaza Molida
(EN POLVO)

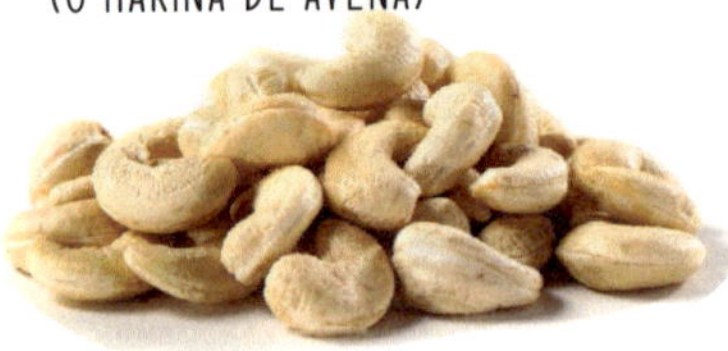

Marañón
(TROCEADO)

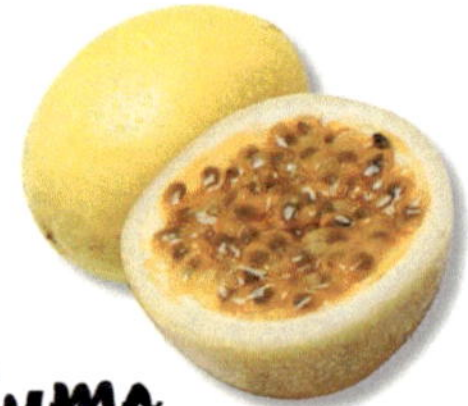

Zumo de Maracuyá
(SIN PEPAS NI AZÚCAR)

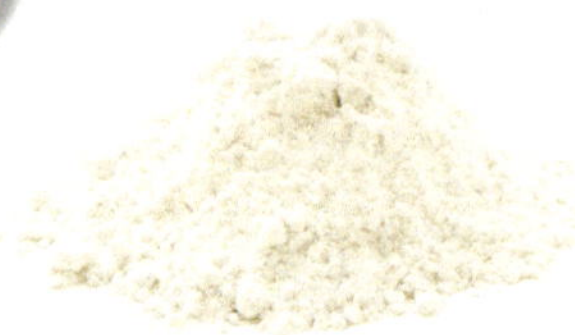

Proteína Vegetal
(AISLADA DE ARVEJA O SOYA)
NEUTRA

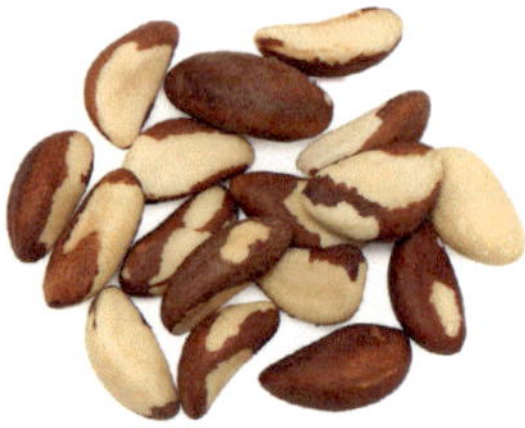

Nuez de Brasil
(TRITURADAS)

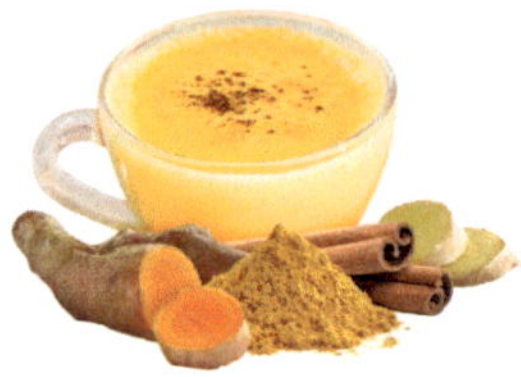

Super Alimento: Leche Dorada
(SUPERALIMENTO DE CÚRCUMA Y ESPECIAS
*COMO PIMIENTA NEGRA MOLIDA, JENGIBRE, CARDAMOMO)

CANTIDADES:

(para 8-10 bolitas de 24 gr. c/u)

DÁTILES SIN SEMILLA
72GR. (≈5-6 MEDIANOS)

AVENA EN HOJUELAS
60GR. (≈3/4 TAZA)

ZUMO DE MARACUYÁ
55ML. (≈3+1/2 CUCHARADAS)

AGUA HERVIDA
19ML. (≈1+1/4 CUCHARADAS)

PROTEÍNA VEGETAL EN POLVO
12GR. (≈1+1/2 CUCHARADA)

LINAZA MOLIDA
12GR.(≈1+1/2 CUCHARADA LLENA)

NUECES DE BRASIL TRITURADAS
10GR. (≈2 NUECES GRANDES)

NUECES DE MARAÑÓN TROCEADO
10GR. (≈1 CUCHARADA)

SUPERALIMENTO EN POLVO
1GR. (≈1/4 CUCHARADITA)

Golden Passion - PROPIEDADES Y SUSTITUTOS

MARACUYÁ:

ES UNA EXCELENTE FUENTE DE VITAMINA C, ANTIOXIDANTES, FIBRA Y MINERALES COMO EL POTASIO Y EL MAGNESIO. AYUDA A MEJORAR LA DIGESTIÓN, FORTALECER EL SISTEMA INMUNE Y TIENE PROPIEDADES RELAJANTES QUE PUEDEN AYUDAR A REDUCIR EL ESTRÉS.

*** sustitutos: jugo de naranja, de piña o de mango.**

MARAÑÓN:

SON UNA FUENTE RICA DE GRASAS SALUDABLES (ÁCIDOS GRASOS MONOINSATURADOS), PROTEÍNA, COBRE, MAGNESIO, Y ZINC. AYUDAN A MANTENER LA SALUD DEL CORAZÓN, MEJORAR LA FUNCIÓN CEREBRAL Y FAVORECER LA DIGESTIÓN.

*** sustitutos: otras nueces (pecanas, almendras, maní) o semillas de girasol.**

NUEZ DEL BRASIL:

SON UNA DE LAS MEJORES FUENTES DE SELENIO, UN ANTIOXIDANTE POTENTE QUE AYUDA A PROTEGER LAS CÉLULAS DEL DAÑO. TAMBIÉN SON RICAS EN GRASAS SALUDABLES, PROTEÍNA, Y MAGNESIO. AYUDAN A MEJORAR LA FUNCIÓN INMUNOLÓGICA Y LA SALUD DEL CORAZÓN.

*** sustitutos: otras nueces (macadamia, almendras, pecanas).**

SEMILLAS DE LINAZA:

SON RICAS EN ÁCIDOS GRASOS OMEGA- , FIBRA SOLUBLE, ANTIOXIDANTES Y LIGNANOS. SON BENEFICIOSAS PARA LA SALUD DIGESTIVA, LA REDUCCIÓN DE INFLAMACIÓN, Y LA SALUD CARDIOVASCULAR.

*** sustitutos: semillas de chía, de cáñamo, de sésamo (ajonjolí) o de calabaza.**

SUPERALIMENTO DE LECHE DORADA:

LA LECHE DORADA ES UNA MEZCLA DE CÚRCUMA, JENGIBRE, PIMIENTA NEGRA Y A VECES CARDAMOMO. LA CÚRCUMA ES CONOCIDA POR SUS POTENTES PROPIEDADES ANTI-INFLAMATORIAS Y ANTIOXIDANTES DEBIDO A LA CURCUMINA. AYUDA A REDUCIR LA INFLAMACIÓN, MEJORA LA DIGESTIÓN Y PROMUEVE LA SALUD CEREBRAL.

*** sustitutos: se pueden usar cúrcuma en polvo, jengibre en polvo, cardamomo y una pizca de pimienta negra, en las mismas proporciones que la mezcla original para recrear sus beneficios.**

RECETA Golden Passion

CONVIERTE TUS NUTRIBOMBS EN UN DELICIOSO DESAYUNO TROPICAL -

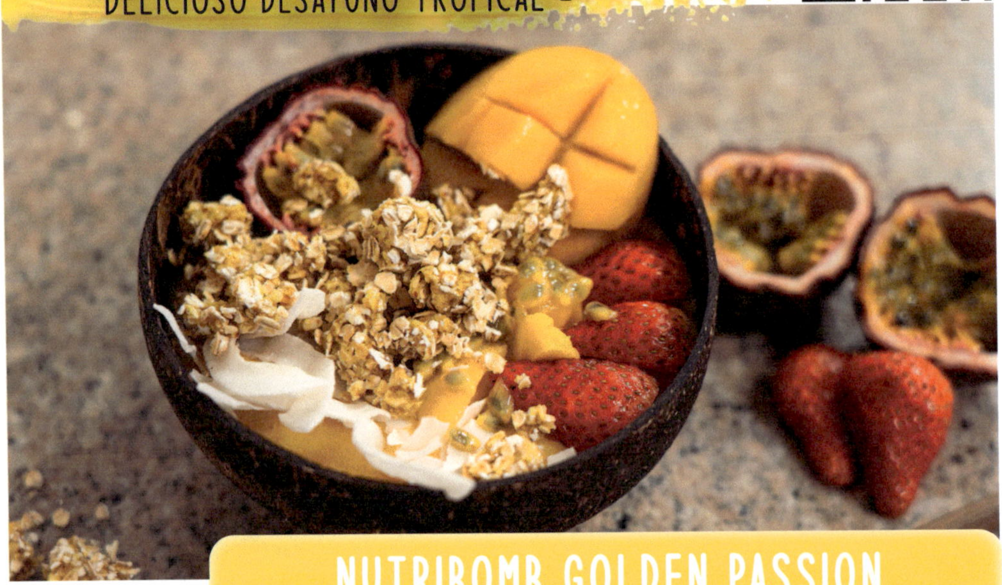

NUTRIBOMB GOLDEN PASSION
RAW GRANOLA SOBRE SMOOTHIE BOWL TROPICAL

INGREDIENTES:

NUTRIBOMBS GOLDEN PASSION (2–3 BOLITAS)

AVENA EN HOJUELAS (3 CUCHARADAS)

PIÑA CONGELADA (1 TAZA)

BANANO CONGELADO (1/2–1)

MANGO MADURO (1/2 TAZA)

ZUMO DE MARACUYÁ (1/4 TAZA)

LINAZA MOLIDA (1 CUCHARADA)

JENGIBRE EN POLVO (1/4 CUCHARADITA)

TOPPINGS PARA EL SMOOHIE BOWL: (AL GUSTO PERSONAL)

- FRUTA PICADA
- NUECES O SEMILLAS
- COCO EN ESCAMAS
- GULUPA EN MITADES

(Para 2 porciones pequeñas o 1 mediana)

1. Para la **Raw Granola**, agrega las **NUTRIBOMBS a la avena** en trocitos pequeños. Mezcla ambos ingredientes hasta que se incorporen bien.
2. Para el **Smoothie Bowl**, agrega a un procesador o licuadora el mango maduro primero (cerca a las cuchillas) y luego la **fruta congelada (piña y banano)**.
3. Añade el **zumo de maracuyá**, el **jengibre** y la **linaza molida**, y procesa.
   TIP: Ajusta con más o menos líquido (agua) dependiendo de la potencia de tu licuadora y la consistencia deseada.
4. Decora con los **toppings de tu preferencia** (fruta picada, coco, nueces, semillas...)
5. Por último agrega la **Raw Granola** (nutribomb granulada con avena).
6. **¡Disfruta de tu desayuno NUTRIBOMBA tropical!**

Lemon Moringa

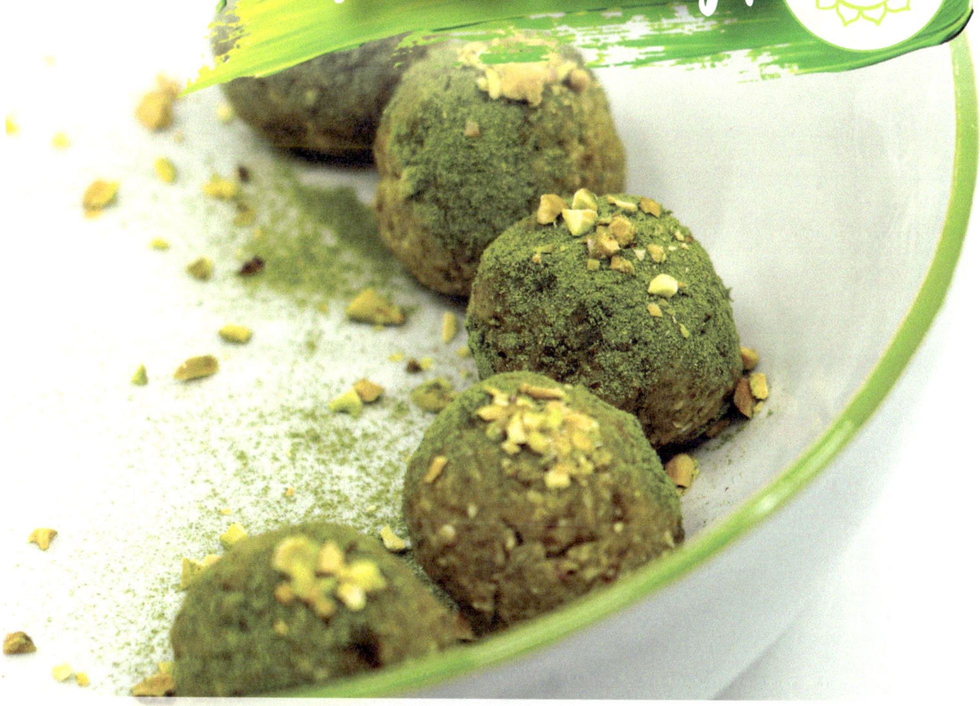

UN EQUILIBRIO PERFECTO ENTRE LA ACIDEZ VIBRANTE DEL LIMÓN Y LA SUAVIDAD HERBAL DE LA MORINGA, RECORDANDO LA FRESCURA DE UN POSTRE CÍTRICO CON UN TOQUE VERDE.

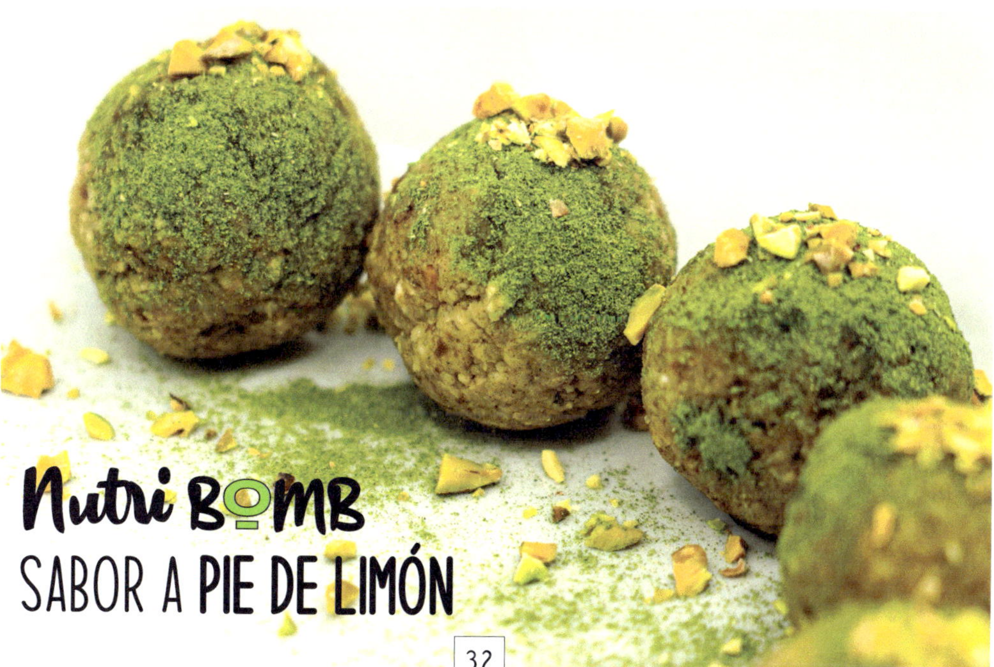

Nutri BOMB
SABOR A **PIE DE LIMÓN**

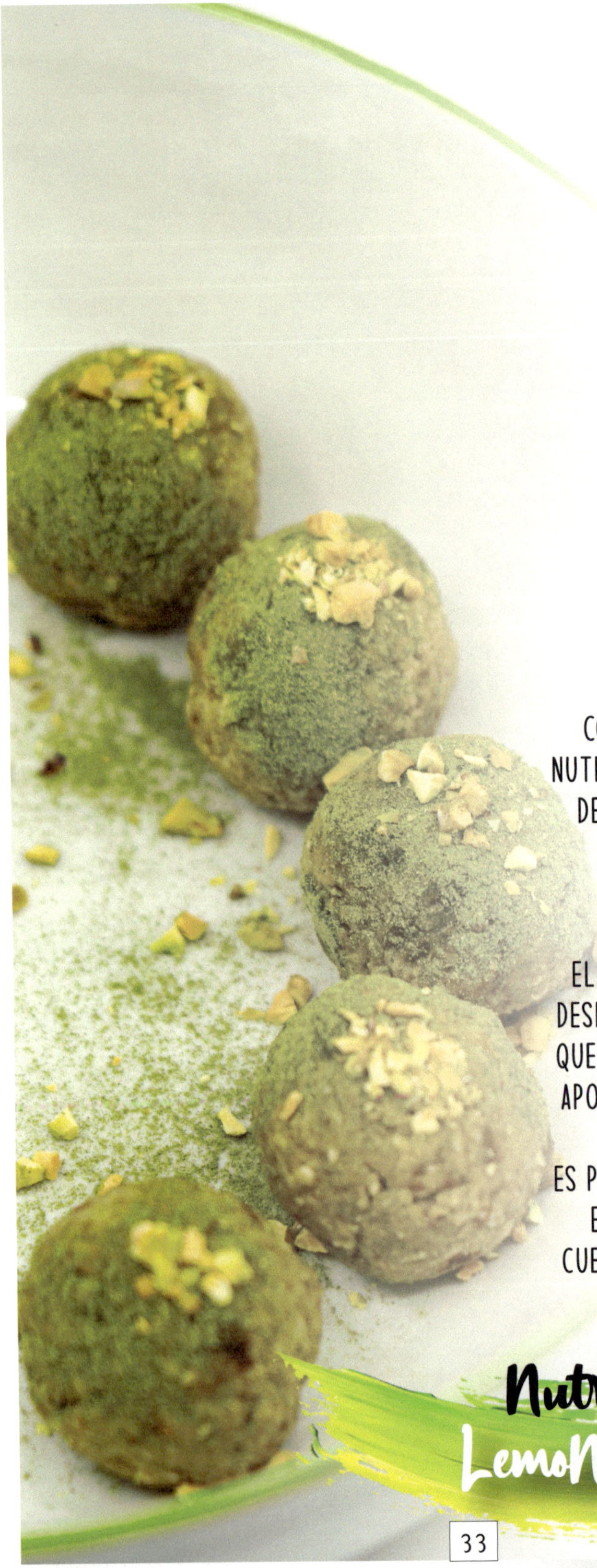

CON SU VIBRANTE VERDE, ESTA NUTRIBOMB CONECTA CON EL CHAKRA DEL CORAZÓN, PROMOVIENDO EL AMOR, LA COMPASIÓN Y EL EQUILIBRIO EMOCIONAL.

EL LIMÓN Y LA MORINGA AYUDAN A DESINTOXICAR EL CUERPO, MIENTRAS QUE LAS SEMILLAS Y FRUTOS SECOS APOYAN LA SALUD CARDIOVASCULAR.

ES PERFECTA PARA ABRIRSE A NUEVAS EXPERIENCIAS Y MANTENER EL CUERPO Y EL ESPÍRITU EN ARMONÍA.

NutriBOMB Lemon Moringa

Lemon Moringa

- CARACTERÍSTICAS -

SABOR: PIE DE LIMÓN

SUPERALIMENTOS: MATCHA, ESPIRULINA O MORINGA

INGREDIENTES: AVENA + DÁTILES + PISTACHOS Y MARAÑÓN + SEMILLAS DE CALABAZA + ZUMO DE LIMÓN + PROTEÍNA VEGETAL (SABOR NEUTRO) + SUPERALIMENTO VERDE A ELECCIÓN

ACTIVA EL CHAKRA: CHAKRA DEL CORAZÓN (ANAHATA) - "YO AMO"

CUÁNDO CONSUMIRLA:

- DURANTE EL DESAYUNO O EN UN MOMENTO DE REFLEXIÓN PARA ABRIR TU CORAZÓN.
- CUANDO QUIERAS SENTIR MAS AMOR Y EMPATÍA HACIA TI MISMO O HACIA LOS DEMÁS.
- DESPUÉS DE UN MOMENTO DE CONFLICTO EMOCIONAL, PARA ENCONTRAR BALANCE Y PERDÓN.

CONVIÉRTELA EN UN DESAYUNO:
RECETA "LEMON MORINGA PIE CREMOSO DE LIMÓN"

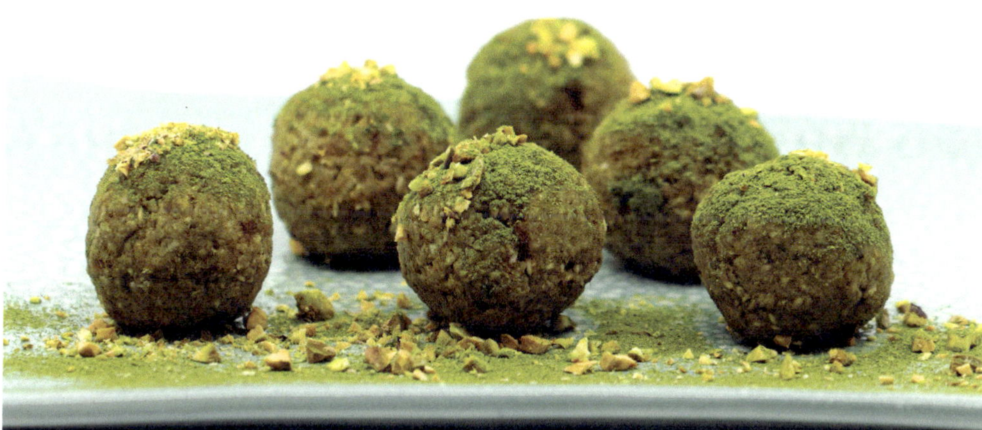

Lemon Moringa

- ACTIVA TU CHAKRA CORAZÓN -

- **NOMBRE**: ANAHATA CHAKRA
- **COLOR**: VERDE
- **PODER**: "YO AMO"
- **UBICACIÓN**: CENTRO DEL PECHO (CORAZÓN).
- **POTENCIA**: AMOR, COMPASIÓN, EQUILIBRIO EMOCIONAL.
- **ELEMENTO**: AIRE.
- **ALIMENTOS ASOCIADOS**: ESPINACAS, AGUACATE, BRÓCOLI, MANZANAS VERDES, LIMÓN.
- **ENERGÍA DE LAS NUTRIBOMBS**: ABREN EL CORAZÓN A LA EMPATÍA Y AL AMOR INCONDICIONAL.

INTENCIÓNALA AL CONSUMIRLA:

(ANTES DE COMER TU NUTRIBOMB REPITE)

"NUTRO MI CORAZÓN CON COMPASIÓN, EQUILIBRIO Y EMPATÍA. CONECTO CON MI SABIDURÍA INTUITIVA"

AFIRMACIÓN:

"ESTOY LLENO DE AMOR Y COMPASIÓN"

Lemon Moringa
- INGREDIENTES Y RECETA -

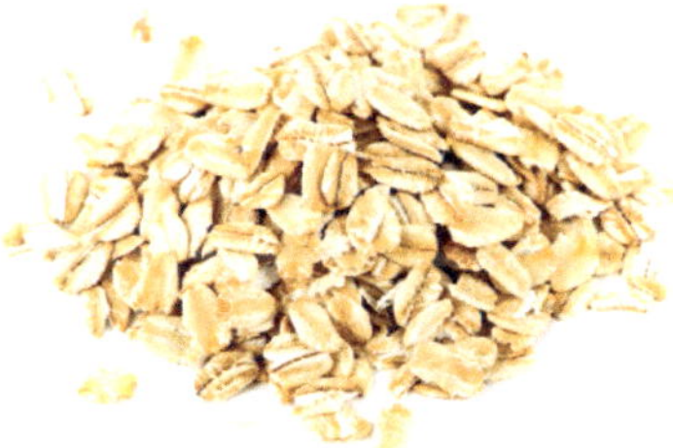

Avena en Hojuelas
(O HARINA DE AVENA)

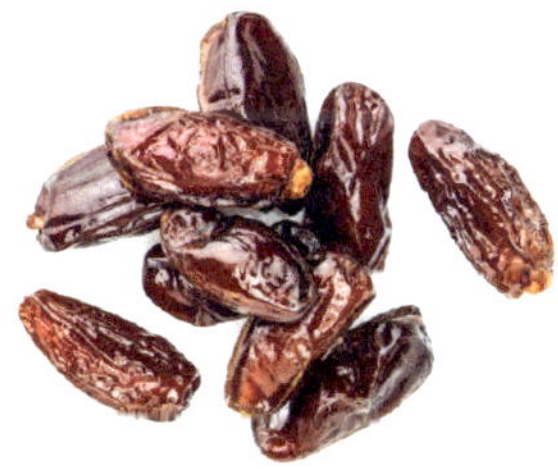

Dátiles

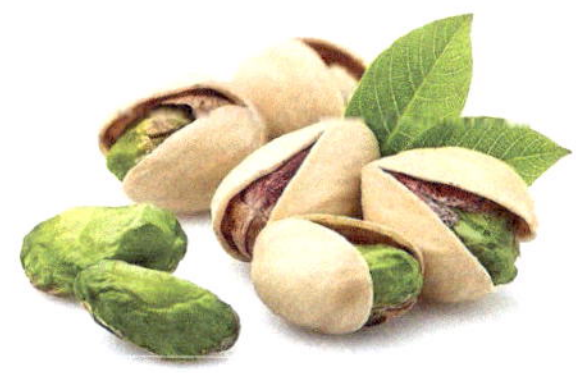

Pistachos
(SIN CÁSCARA)

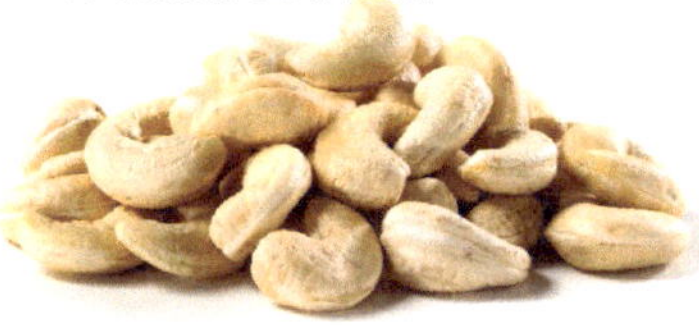

Marañón
(TROCEADO)

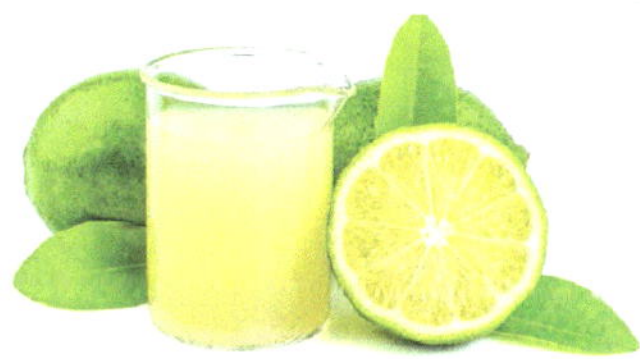

Jugo de Limón
(NATURAL)

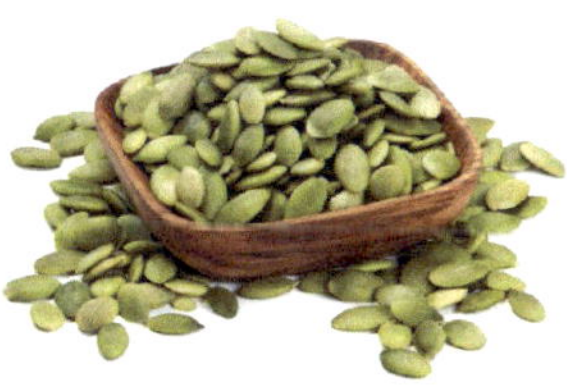

Semillas de Calabaza

Proteína Vegetal
(AISLADA DE ARVEJA O SOYA)
NEUTRA

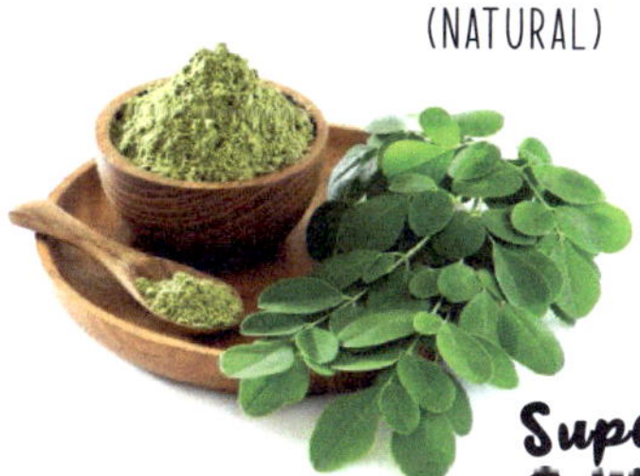

Super Alimento: Moringa O Matcha O Espirulina

CANTIDADES:

(para 8-10 bolitas de 24 gr. c/u)

DÁTILES SIN SEMILLA
72GR. (≈5-6 MEDIANOS)

AVENA EN HOJUELAS
60GR. (≈3/4 TAZA)

JUGO DE LIMÓN
48ML. (≈3 CUCHARADAS)

AGUA HERVIDA
25ML. (≈2 CUCHARADAS)

PROTEÍNA VEGETAL EN POLVO
15GR. (≈2 CUCHARADAS)

NUECES DE PISTACHO TROCEADAS
12G.R (≈1+1/2 CUCHARADA)

SEMILLAS DE CALABAZA
12GR. (≈1+1/2 CUCHARADA LLENA)

NUECES DE MARAÑÓN TROCEADO
8GR. (≈1 CUCHARADA)

SUPERALIMENTO EN POLVO
2GR. (≈1/2 CUCHARADITA)

LIMÓN:

EL LIMÓN ES RICO EN VITAMINA C, ANTIOXIDANTES Y FLAVONOIDES, QUE AYUDAN A FORTALECER EL SISTEMA INMUNE, MEJORAR LA DIGESTIÓN Y PROMOVER LA SALUD DE LA PIEL. SU ACIDEZ AYUDA A EQUILIBRAR EL PH DEL CUERPO.

*** sustitutos: jugo de lima, de naranja (más dulce) o vinagre manzana (más ácido).**

PISTACHO:

LOS PISTACHOS SON RICOS EN ANTIOXIDANTES, PROTEÍNAS, FIBRA, GRASAS SALUDABLES Y VITAMINAS COMO LA B6, QUE ES BUENA PARA EL SISTEMA NERVIOSO. AYUDAN A CONTROLAR EL COLESTEROL Y MEJORAR LA CIRCULACIÓN SANGUÍNEA.

*** sustitutos: otras nueces (almendras, marañón o anacardos, maní), semillas de calabaza.**

SEMILLAS DE CALABAZA:

SON UNA EXCELENTE FUENTE DE ZINC, MAGNESIO, ÁCIDOS GRASOS OMEGA-3 Y A NTIOXIDANTES. AYUDAN A MEJORAR LA SALUD DEL CORAZÓN, LA FUNCIÓN CEREBRAL Y FAVORECEN UN BUEN SUEÑO GRACIAS AL MAGNESIO.

*** sustitutos: semillas de girasol. de sésamo, de chía, cáñamo.**

SUPERALIMENTO DE MORINGA:

LA MORINGA ES CONOCIDA POR SU DENSIDAD NUTRICIONAL. ES RICA EN VITAMINAS A, C, Y E, MINERALES COMO EL CALCIO, MAGNESIO, POTASIO Y ANTIOXIDANTES. AYUDA A REDUCIR LA INFLAMACIÓN, MEJORAR LA DIGESTIÓN, Y FORTALECER EL SISTEMA INMUNE.

SUPERALIMENTO DE MATCHA:

EL MATCHA ES TÉ VERDE EN POLVO QUE OFRECE UNA POTENTE DOSIS DE ANTIOXI-DANTES, ESPECIALMENTE CATEQUINAS, QUE PROTEGEN LAS CÉLULAS DEL DAÑO. AYUDA A AUMENTAR LA ENERGÍA DE FORMA SOSTENIDA, MEJORA LA CONCENTRACIÓN Y AYUDA A LA DESINTOXICACIÓN DEL CUERPO.

*** sustitutos: espirulina, chlorela, alfalfa, té de hoja de menta o hierbabuena, yerba mate.**

RECETA Lemon Moringa

CONVIERTE TUS NUTRIBOMBS EN UN IRRESISTIBLE POSTRE PARA COMPARTIR -

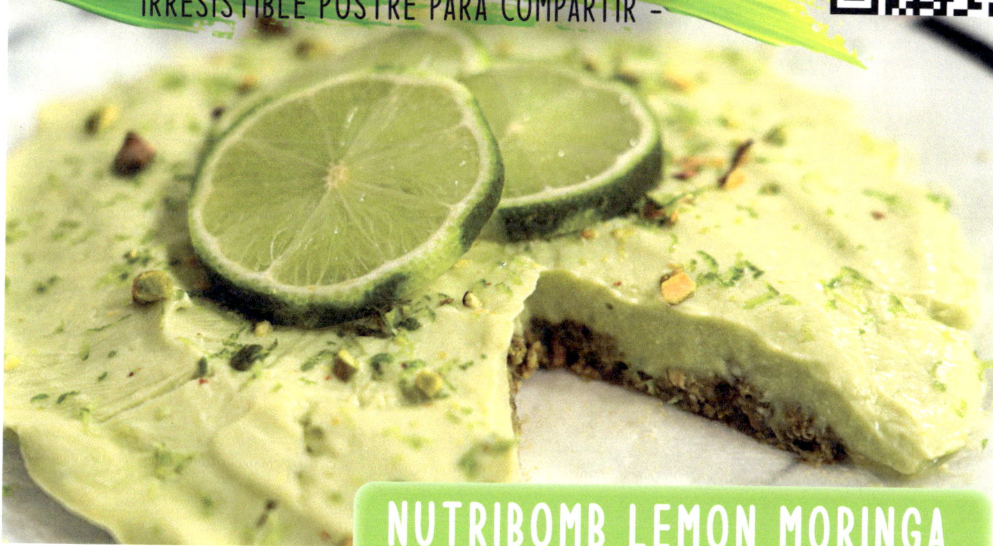

NUTRIBOMB LEMON MORINGA
PIE CREMOSO DE LIMÓN

(Para 5-6 porciones medianas)

INGREDIENTES:

NUTRIBOMBS LEMON MORINGA
(8–10 BOLITAS)

TOFU SUAVE (SILKEN TOFU)
(1/2 PAQUETE O 175 GRAMOS)

AGUACATE MADURO
(1/2 UNIDAD MEDIANO A GRANDE)

JUGO DE LIMÓN
(1/4 TAZA)

ENDULZANTE AL GUSTO
(1–2 CUCHARADAS)

FÉCULA DE MAÍZ
(1 CUCHARADITA)

OPCIONAL: PISTACHOS PICADOS
PARA DECORAR Y RALLADURA DE LIMÓN

1. En un bowl amplio o recipiente, presiona las **NUTRIBOMBS** en el fondo para crear la masa base del pie, hasta cubrir toda la base. Llévalo al congelador mientras preparas la crema.
2. En un procesador, agrega el **aguacate** y procesa.
3. Añade la **fécula de maíz al jugo de limón** y revuelve. Agrégalo al procesador. Adiciona el **tofu suave** junto con el **endulzante** y procesa. TIP: puedes usar stevia sabor vainilla, o **extracto de vainilla** además del endulzante. Mezcla todo hasta conseguir una consistencia cremosa y homogénea.
4. Saca el recipiente del congelador y vierte la mezcla sobre la base. Llévalo al refrigerador por un par de horas para que que compacte.
5. Decora con **ralladura de limón y pistachos picados.**
6. **¡Sorprende a tus seres queridos con un postre NUTRIBOMBA!**

Blue Caramel

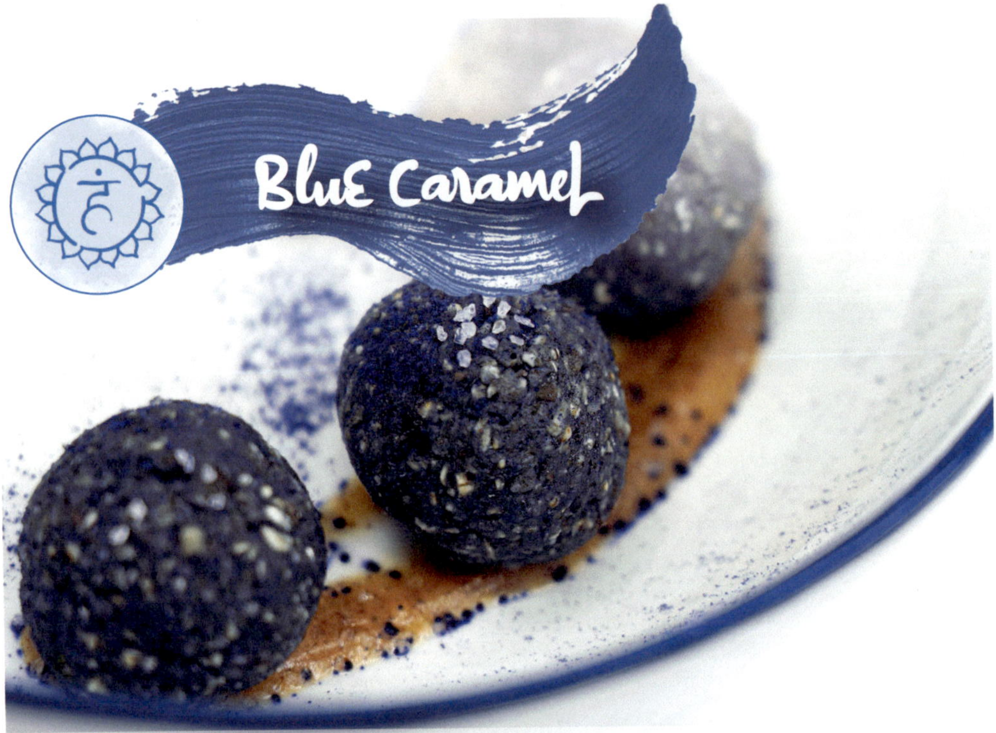

DULCE, CREMOSO Y CON UN GIRO INESPERADO SALADITO QUE REALZA CADA BOCADO.
UN VERDADERO PLACER QUE SE SIENTE INDULGENTE Y SOFISTICADO.

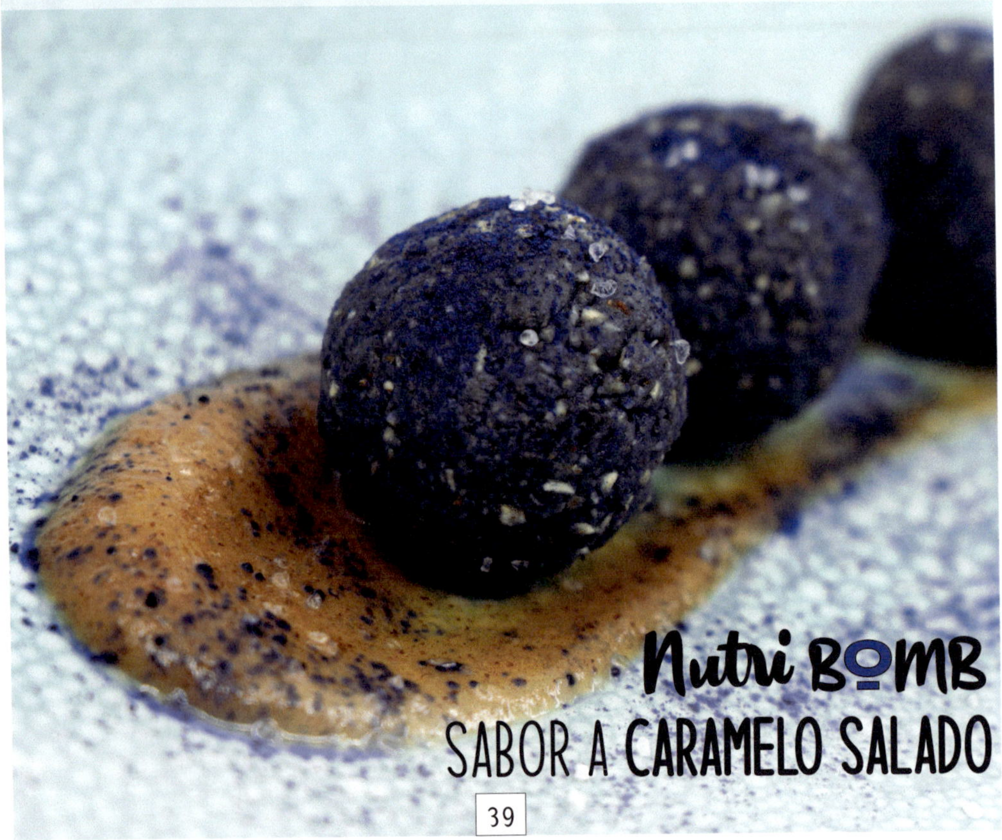

Nutri BOMB
SABOR A CARAMELO SALADO

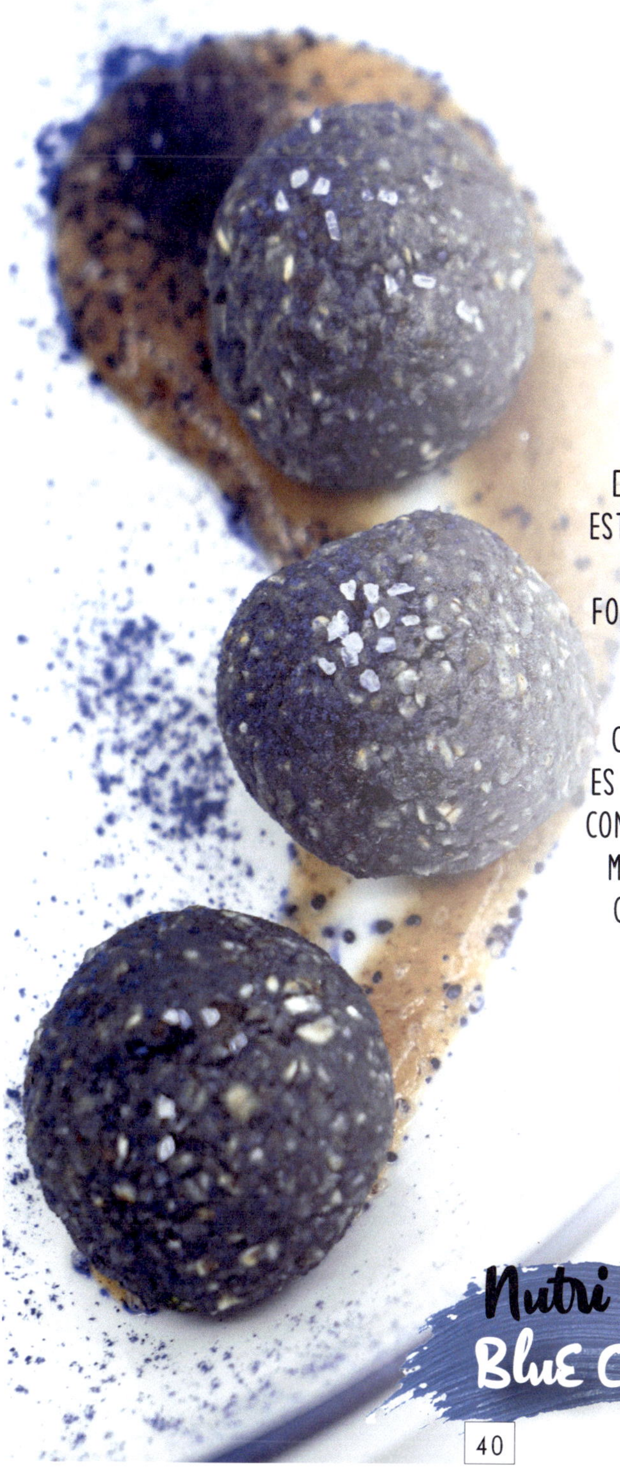

EL COLOR AZUL INTENSO DE ESTA NUTRIBOMB TRABAJA EN EL CHAKRA DE LA GARGANTA, FOMENTANDO LA COMUNICACIÓN Y LA AUTOEXPRESIÓN.

CON TÉ AZUL O ESPIRULINA, ES RICA EN ANTIOXIDANTES QUE COMBATEN EL ESTRÉS OXIDATIVO, MIENTRAS QUE EL TOQUE DE CARAMELO NATURAL APORTA ENERGÍA SOSTENIDA.

IDEAL PARA MOMENTOS EN LOS QUE SE NECESITA CLARIDAD Y CONFIANZA PARA EXPRESAR IDEAS.

Nutri BOMB Blue Caramel

Blue Caramel
- CARACTERÍSTICAS

SABOR: CARAMELO SALADO

SUPERALIMENTOS: TÉ AZUL (BUTTERFLY PEA TEA) O ESPIRULINA AZUL

INGREDIENTES: AVENA + DÁTILES Y UVAS PASAS + MARAÑÓN Y MANTEQUILLA DE ALMENDRAS + SEMILLAS DE GIRASOL + SAL MARINA + PROTEÍNA VEGETAL (SABOR VAINILLA O CARAMELO) + SUPERALIMENTO AZUL A ELECCIÓN

ACTIVA EL CHAKRA: CHAKRA GARGANTA (VISHUDDHA) - "YO EXPRESO"

CUÁNDO CONSUMIRLA:

- ANTES DE UNA CONVERSACIÓN IMPORTANTE O UNA PRESENTACIÓN ORAL.
- EN MOMENTOS EN LOS QUE TE CUESTA COMUNICARTE DE MANERA CLARA Y AUTÉNTICA
- CUANDO SIENTAS NECESIDAD DE EXPRESAR TUS SENTIMIENTOS O TU VERDAD.

CONVIÉRTELA EN UN DESAYUNO:
RECETA **"BLUE CARAMEL COOKIE DOUGH SOBRE BLUEBERRY NICECREAM"**

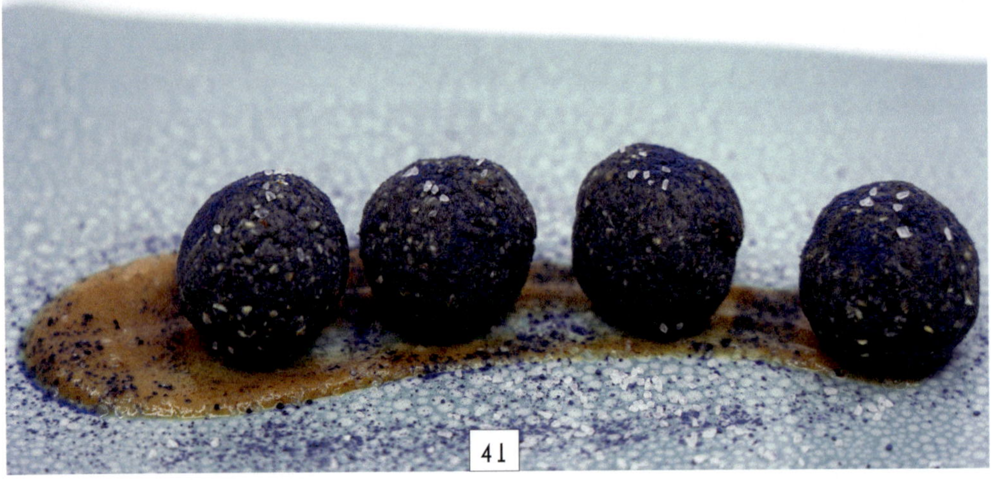

Blue Caramel

ACTIVA TU **CHAKRA GARGANTA** -

- **NOMBRE**: VISHUDDHA CHAKRA
- **COLOR**: AZUL
- **PODER**: "YO EXPRESO"
- **UBICACIÓN**: GARGANTA.
- **POTENCIA**: COMUNICACIÓN, EXPRESIÓN, CLARIDAD.
- **ELEMENTO**: ÉTER.
- **ALIMENTOS ASOCIADOS**: ARÁNDANOS, MORAS AZULES, CIRUELAS, ALGAS.
- **ENERGÍA DE LAS NUTRIBOMBS**: MEJORAN LA
- EXPRESIÓN Y PROMUEVEN LA AUTENTICIDAD.

INTENCIÓNALA AL CONSUMIRLA:

(ANTES DE COMER TU NUTRIBOMB REPITE)

"POTENCIO MI VOZ INTERIOR
Y LA PROYECTO AL EXTERIOR
CON CLARIDAD Y CONFIANZA"

AFIRMACIÓN:

"ME EXPRESO CON CLARIDAD Y VERDAD"

Blue Caramel
- INGREDIENTES Y RECETA -

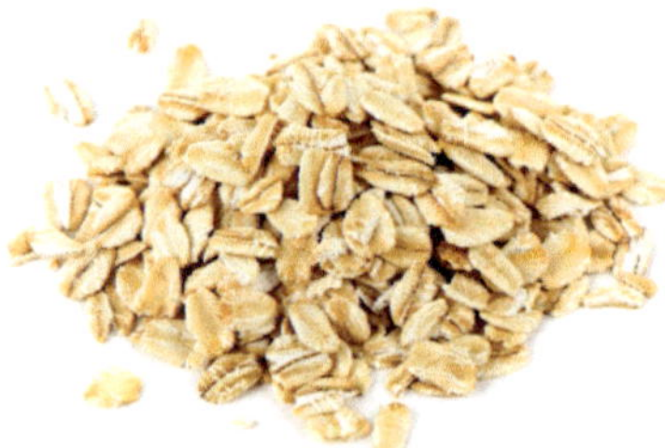

Avena en Hojuelas
(O HARINA DE AVENA)

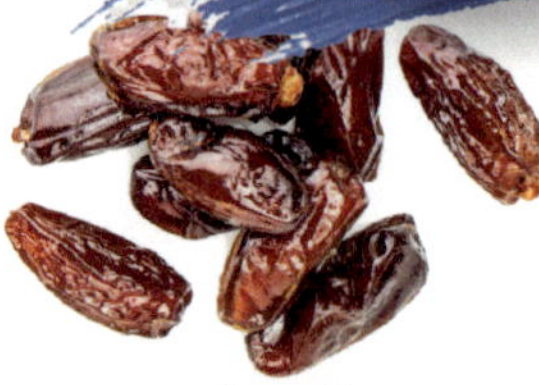

Dátiles
(SIN SEMILLA)

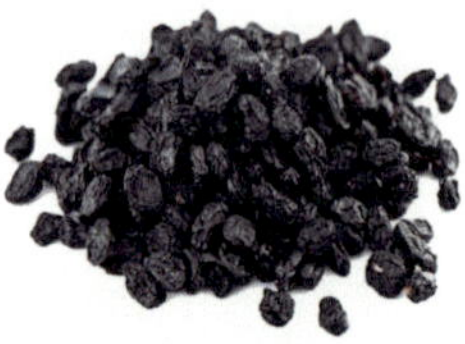

Uvas Pasas
(SIN AZÚCAR)

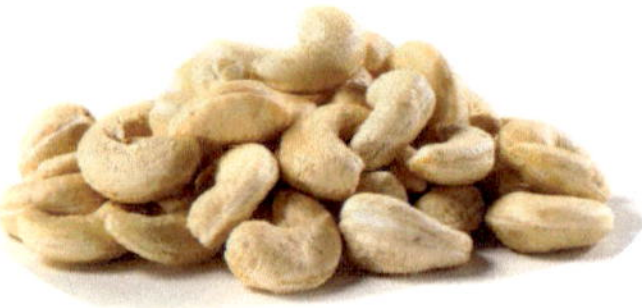

Marañón
(TROCEADO)

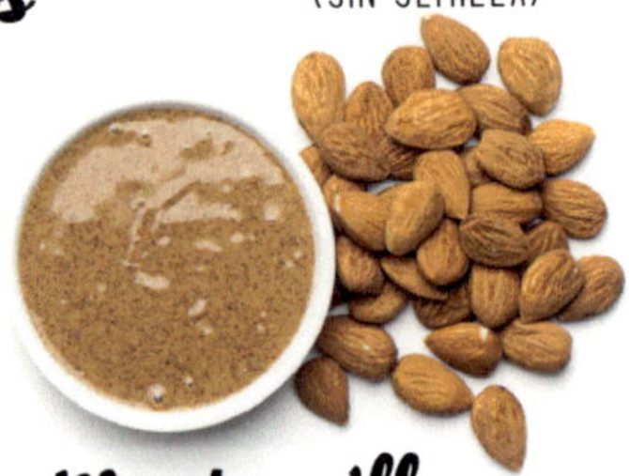

Mantequilla de Almendras
(SIN ADITIVOS)

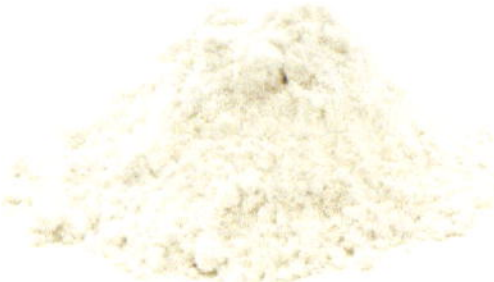

Proteína Vegetal
(AISLADA DE ARVEJA O SOYA)
VAINILLA O CARAMELO

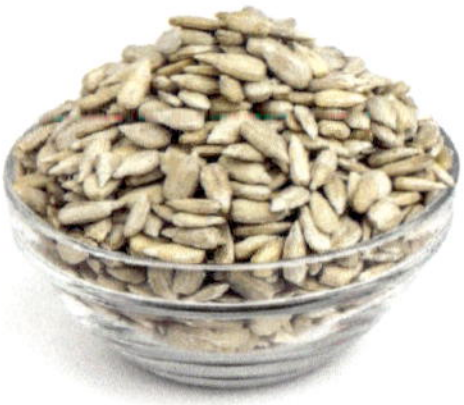

Semillas de Girasol

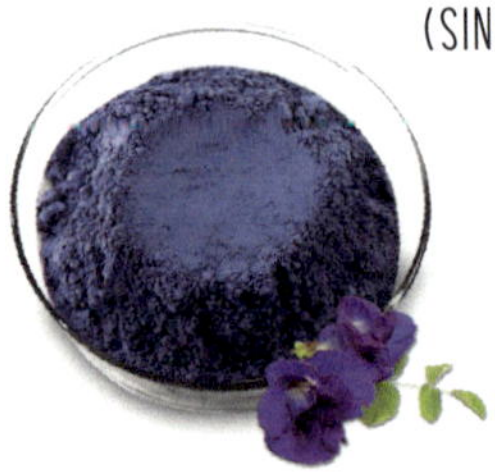

Super Alimento:
Butterfly Pea Tea (TÉ AZUL)
O Espirulina Azul (ALGA EN POLVO)

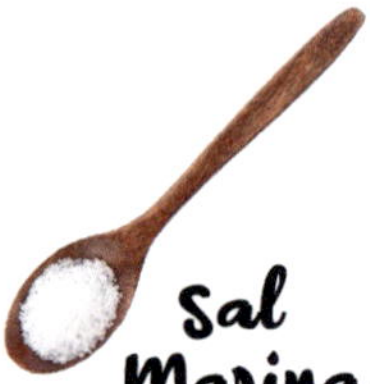

Sal Marina
(PURA, SIN REFINAR)

CANTIDADES:

(para 8-10 bolitas de 24 gr. c/u)

DÁTILES SIN SEMILLA
65GR. (≈**4-5** MEDIANOS)

AVENA EN HOJUELAS
62GR. (≈**3/4** TAZA LLENA)

AGUA HERVIDA
50ML. (**3** CUCHARADAS **+1** CUCHARADITA)

UVAS PASAS
20GR. (≈**2** CUCHARADA LLENAS)

SEMILLAS DE GIRASOL
18GR. (≈**2** CUCHARADA LLENAS)

PROTEÍNA VEGETAL EN POLVO
12GR. (≈**1+1/2** CUCHARADA)

MANTEQUILLA DE ALMENDRAS
10GR (≈**2** CUCHARADITAS LLENAS)

NUECES DE MARAÑÓN TROCEADO
9GR. (≈**1** CUCHARADA)

SUPERALIMENTO EN POLVO
2GR. (≈**1/2** CUCHARADITA)

SAL MARINA
1,8GR. (≈**1/3** CUCHARADITA)

ALMENDRAS:

FUENTE DE GRASAS SALUDABLES, VITAMINA E (ANTIOXIDANTE) Y MAGNESIO.

*** sustitutos: otras mantequillas de nueces (maní, pecanas, nuez del nogal, marañón, macadamia).**

MARAÑÓN:

SON UNA FUENTE RICA DE GRASAS SALUDABLES (ÁCIDOS GRASOS MONOINSATURADOS), PROTEÍNA, COBRE, MAGNESIO, Y ZINC. AYUDAN A MANTENER LA SALUD DEL CORAZÓN, MEJORAR LA FUNCIÓN CEREBRAL Y FAVORECER LA DIGESTIÓN.

*** sustitutos: otras nueces (pecanas, almendras, maní) o semillas de girasol.**

SAL MARINA: (SIN REFINAR)

CONTIENE MINERALES ESENCIALES COMO EL MAGNESIO, EL CALCIO Y EL POTASIO, QUE AYUDAN A MANTENER EL EQUILIBRIO DE LÍQUIDOS EN EL CUERPO Y PROMUEVEN UNA BUENA FUNCIÓN MUSCULAR Y NERVIOSA. TAMBIÉN ES MENOS PROCESADA QUE LA SAL COMÚN, LO QUE LA CONVIERTE EN UNA OPCIÓN MÁS NATURAL.

*** sustitutos: sal del himalaya, sal de mar rosa, sal kosher.**

SUPERALIMENTO DE BUTTERFLY PEA TEA:

EL TÉ AZUL DE MARIPOSA (BUTTERFLY PEA TEA) ES CONOCIDO POR SUS POTENTES PROPIEDADES ANTIOXIDANTES, ANTI INFLAMATORIAS Y NEUROPROTECTORAS. CONTIENE ANTOCIANINAS QUE AYUDAN A REDUCIR EL ESTRÉS Y LA ANSIEDAD, MEJORAR LA MEMORIA Y PROTEGER LA PIEL CONTRA EL ENVEJECIMIENTO PREMATURO.

*** sustitutos: té de flor de lavanda, té de manzanilla**

SUPERALIMENTO DE ESPIRULINA AZUL:

LA ESPIRULINA AZUL ES UNA MICROALGA RICA EN PROTEÍNAS, ANTIOXIDANTES Y AMINOÁCIDOS ESENCIALES. ES CONOCIDA POR SU CAPACIDAD PARA DESINTOXICAR EL CUERPO, MEJORAR EL SISTEMA INMUNOLÓGICO, Y AYUDAR A MEJORAR LA ENERGÍA Y LA VITALIDAD.

*** sustitutos: té de hibisco**

RECETA **Blue Caramel**

CONVIERTE TUS NUTRIBOMBS EN UN SUCULENTO Y NUTRITIVO HELADO -

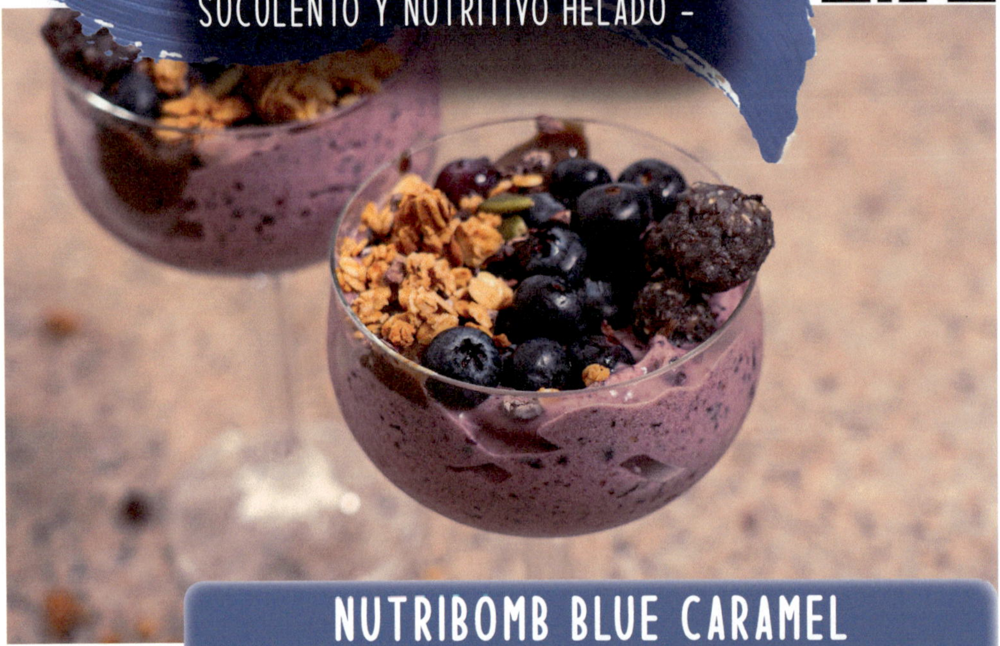

NUTRIBOMB BLUE CARAMEL
COOKIE DOUGH SOBRE BLUEBERRY NICE-CREAM

(Para 2 porciones medianas o 1 grande)

1. (Opcional) Para la **salsa de caramelo**, mezcla la **mantequilla de almendras, syrup de dátiles, pizca de sal** y un chorrito de **leche vegetal.**
2. Para el helado, en un procesador agrega el **banano maduro** primero, luego el **congelado, los arándanos congelados, la leche vegetal y canela** al gusto. Procesa hasta que queda una mezcla cremosa.
3. Añade a la mezcla 1 cucharada de **mantequilla de almendras, los cacao nibs y arándanos frescos**, revolviendo con una cuchara para incoporar.
4. Agrega bolitas pequeñas de **NUTRIBOMBS** al nicecream.
5. Sírvelo en un par de bowls o copas favoritas y decora con la salsa de caramelo y toppings al gusto.
6. **¡Deleita a tu pareja con un helado NUTRI-BOMBA!** (aunque se vale no compartir).

INGREDIENTES (NICECREAM):

NUTRIBOMBS BLUE CARAMEL (2-3 BOLITAS)

ARÁNDANOS CONGELADOS (1 TAZA)

BANANO CONELADO (1 GRANDE)
\+ BANANO MADURO (1/2)

LECHE VEGETAL (2-3 CUCHARADAS)

TOPPINGS PARA NICECREAM:
(AL GUSTO PERSONAL)
- ARÁNDANOS FRESCOS
- GRANOLA
- NIBS DE CACAO
- MANTEQUILLA DE ALMENDRAS

SALSA DE CARAMELO (OPCIONAL)

MANTEQUILLA DE ALMENDRAS (1 CUCHARADA)
SYRUP DE DÁTILES (1 CUCHARADITA)
SAL MARINA O ROSADA HIMALAYA (UNA PIZCA)

Purple Coffee

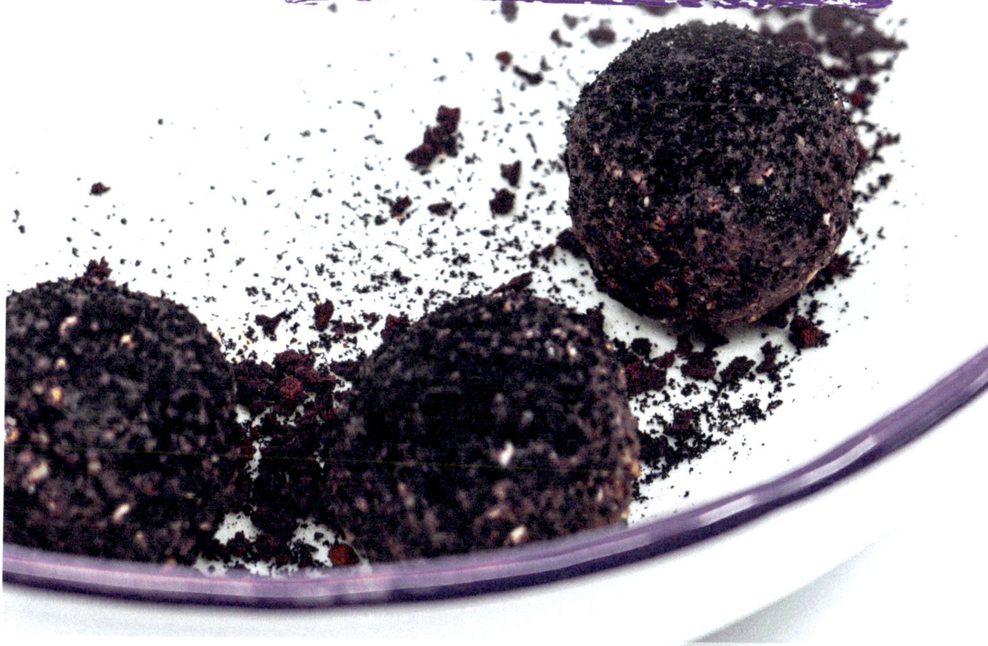

UN SABOR PROFUNDO Y RECONFORTANTE QUE MEZCLA EL AMARGOR SUAVE DEL CAFÉ CON NOTAS DULCES Y AFRUTADAS, COMO UN MUFFIN RECIÉN HORNEADO.

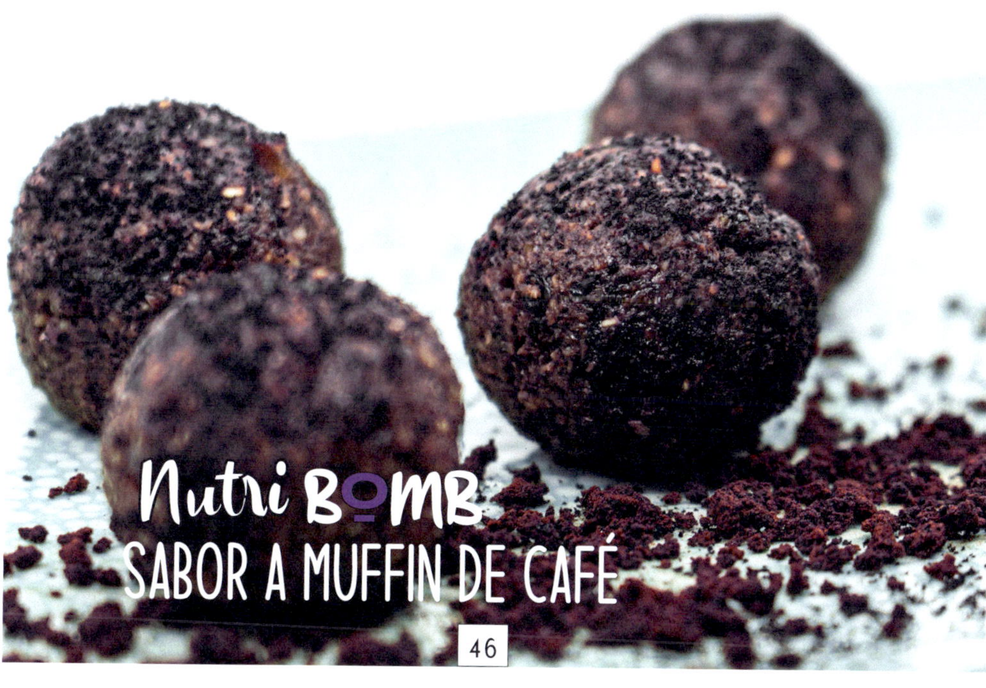

Nutri BOMB
SABOR A MUFFIN DE CAFÉ

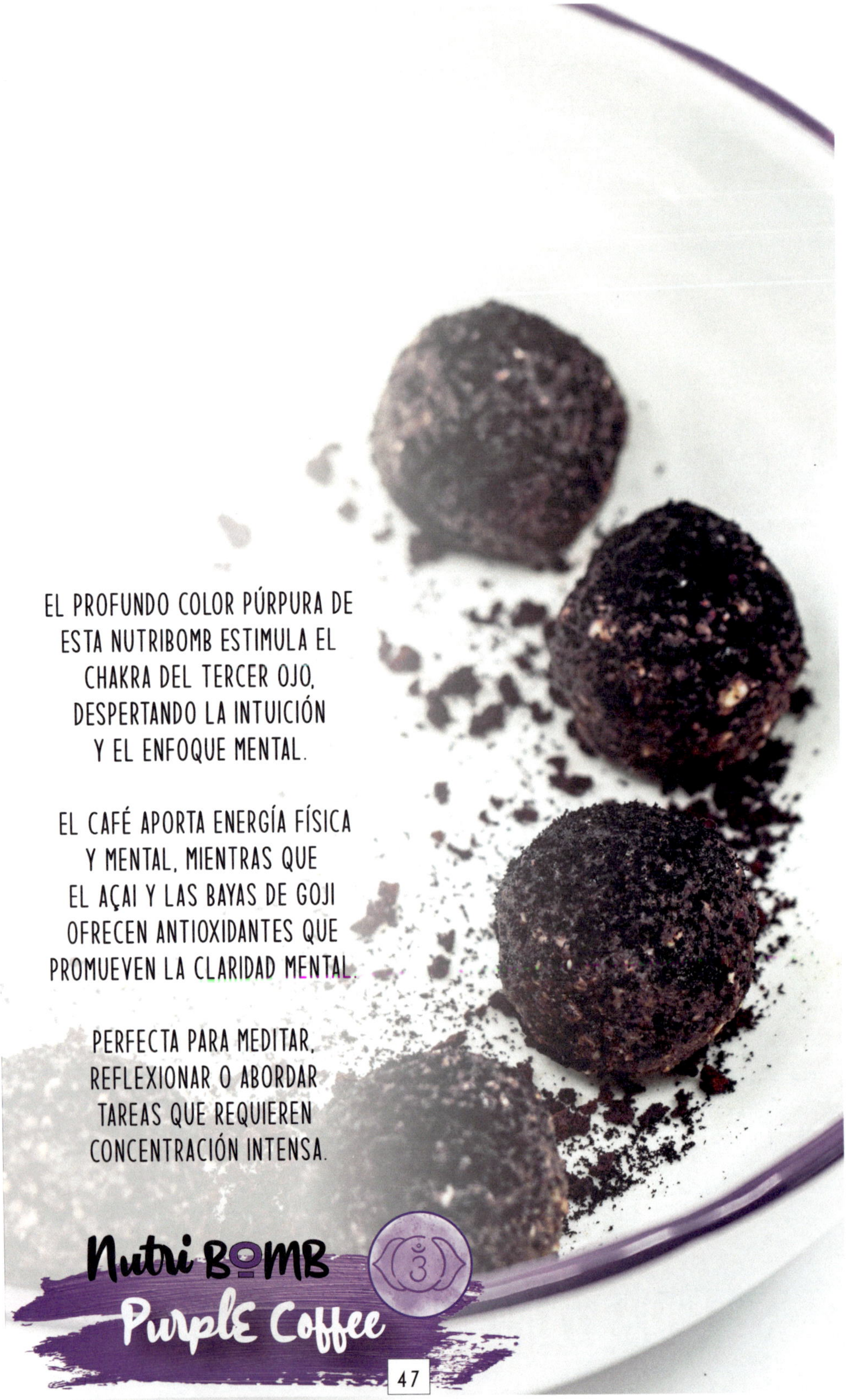

EL PROFUNDO COLOR PÚRPURA DE ESTA NUTRIBOMB ESTIMULA EL CHAKRA DEL TERCER OJO, DESPERTANDO LA INTUICIÓN Y EL ENFOQUE MENTAL.

EL CAFÉ APORTA ENERGÍA FÍSICA Y MENTAL, MIENTRAS QUE EL AÇAI Y LAS BAYAS DE GOJI OFRECEN ANTIOXIDANTES QUE PROMUEVEN LA CLARIDAD MENTAL.

PERFECTA PARA MEDITAR, REFLEXIONAR O ABORDAR TAREAS QUE REQUIEREN CONCENTRACIÓN INTENSA.

Nutri BOMB
Purple Coffee

Purple Coffee
- CARACTERÍSTICAS -

SABOR: MUFFIN DE CAFÉ

SUPERALIMENTOS: AÇAÍ LIOFILIZADO O GOJI BERRY EN POLVO

INGREDIENTES: AVENA + DÁTILES Y UVAS PASAS + NUEZ DEL NOGAL Y MARAÑÓN + LINAZA MOLIDA + CANELA + CAFÉ ESPRESSO + PROTEÍNA VEGETAL (SABOR CAFÉ) + SUPERALIMENTO MORADO A ELECCIÓN.

ACTIVA EL CHAKRA: CHAKRA DEL TERCER OJO (AJNA) - "YO VEO"

CUÁNDO CONSUMIRLA:

- ANTES DE MEDITAR O PRACTICAR YOGA PARA MEJORAR TU INTUICIÓN.
- EN MOMENTOS DE CONFUSIÓN MENTAL, PARA GANAR CLARIDAD Y ENFOQUE
- ANTES DE TOMAR DECISIONES IMPORTANTES, PARA CONECTAR CON TU SABIDURÍA INTERIOR.

CONVIÉRTELA EN UN DESAYUNO:
RECETA "PURPLE COFFEE BORONAS DE CAFÉ SOBRE ACAI BOWL"

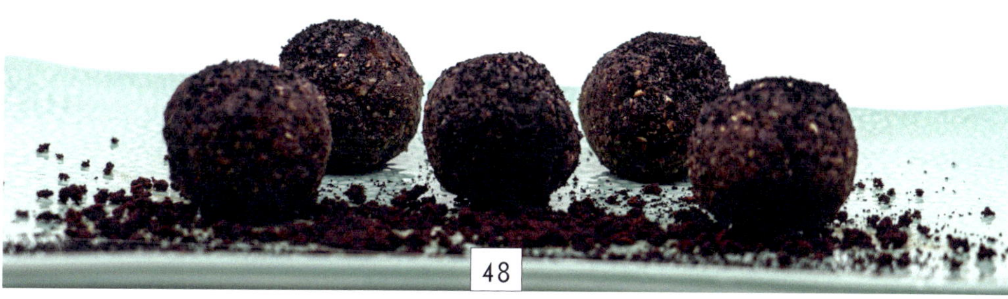

Purple Coffee

- ACTIVA TU TERCER OJO -

- **NOMBRE**: AJNA CHAKRA
- **COLOR**: MORADO E ÍNDIGO
- **PODER**: "YO VEO"
- **UBICACIÓN**: ENTRE LAS CEJAS.
- **POTENCIA**: INTUICIÓN, CLARIDAD MENTAL, SABIDURÍA, VISIÓN SUPERIOR.
- **ELEMENTO**: LUZ.
- **ALIMENTOS ASOCIADOS**: BERENJENAS, UVAS, MORAS, ACAI, REMOLACHA, HIGOS MORADOS.
- **ENERGÍA DE LAS NUTRIBOMBS**: POTENCIAN LA INTUICIÓN Y LA CLARIDAD DE PENSAMIENTO.

INTENCIÓNALA AL CONSUMIRLA:

(ANTES DE COMER TU NUTRIBOMB REPITE)

"ABRO MI MENTE Y CONECTO
CON LA VISIÓN MAS PROFUNDA
DE MI SER SUPERIOR"

AFIRMACIÓN:

"CONFÍO EN MI INTUICIÓN Y SABIDURÍA INTERIOR"

Purple Coffee
- INGREDIENTES Y RECETA -

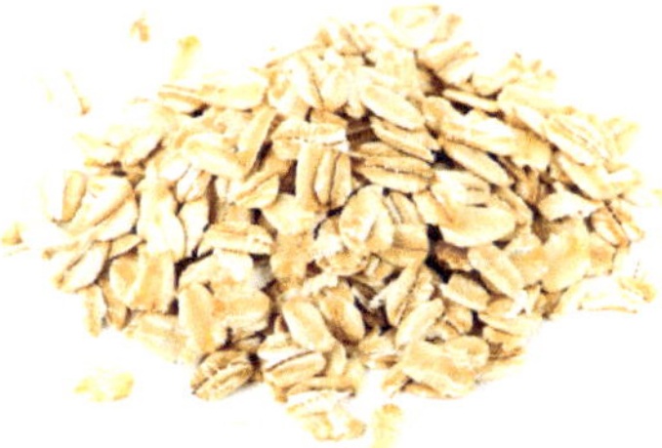

Avena en Hojuelas
(O HARINA DE AVENA)

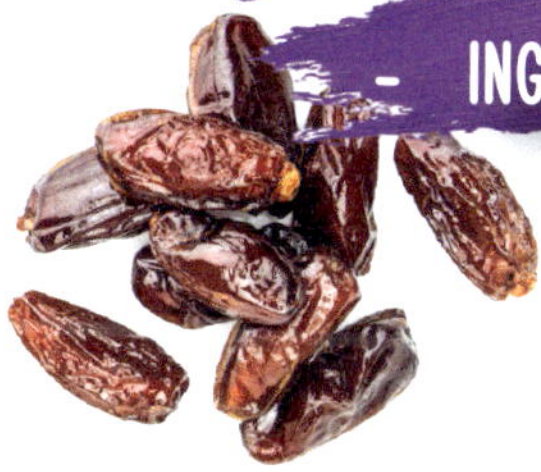

Dátiles
(SIN SEMILLA)

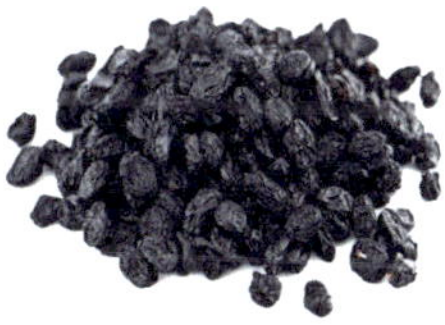

Uvas Pasas
(SIN AZÚCAR)

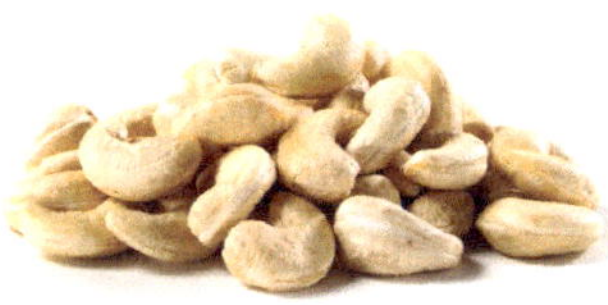

Marañón
(TROCEADO)

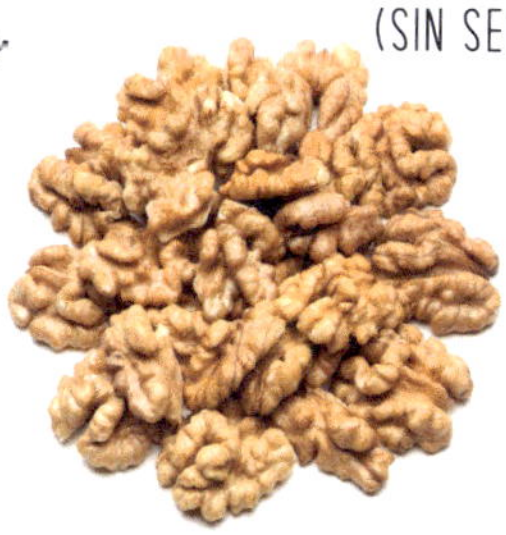

Nuez del Nogal
(TROCEADAS)

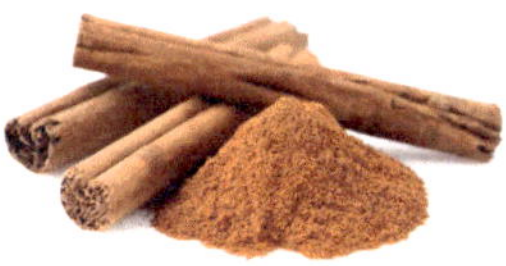

Canela
(EN POLVO)

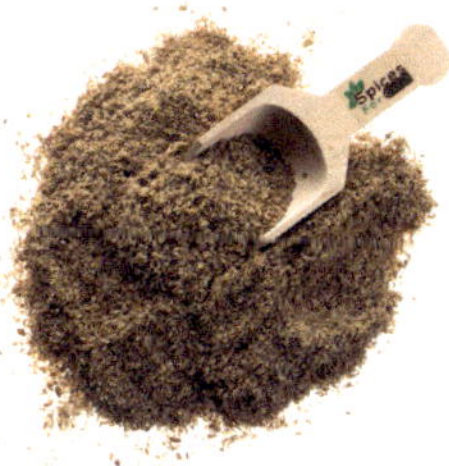

Linaza Molida
(EN POLVO)

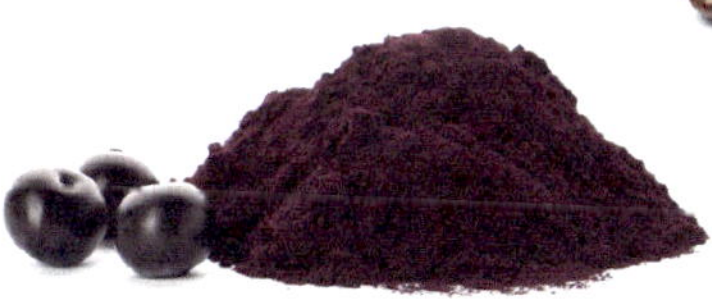

SuperAlimento:
Acaí (LIOFILIZADO EN POLVO)
O Goji Berry
(SUPERALIMENTO EN POLVO)

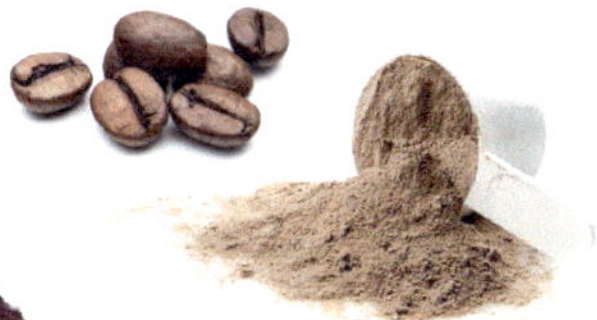

Proteína Vegetal
(AISLADA DE ARVEJA O SOYA)
CAFÉ O CANELA

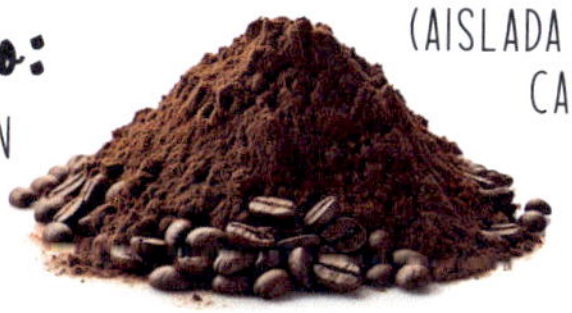

Café (TINTO O ESPRESSO PREPARADO)

CANTIDADES:

(para 8-10 bolitas de 24 gr. c/u)

DÁTILES SIN SEMILLA
60GR. (≈4-5 MEDIANOS)

AVENA EN HOJUELAS
60GR. (≈3/4 TAZA)

CAFÉ ESPRESSO PREPARADO
(1 CUCHARADA DE CAFÉ MOLIDO)
+65ML. AGUA (≈1/4 TAZA DE AGUA)

UVAS PASAS
20GR. (2 CUCHARADA LLENAS)

PROTEÍNA VEGETAL EN POLVO
12GR. (≈1+1/2 CUCHARADA)

NUECES DEL NOGAL
12GR (≈1+1/2 CUCHARADA LLENA)

SEMILLAS DE LINAZA MOLIDA
10GR. (≈1 CUCHARADA LLENA)

NUECES DE MARAÑÓN TROCEADO
8GR. (≈1 CUCHARADA)

SUPERALIMENTO EN POLVO
3GR. (≈3/4 CUCHARADITA)

CANELA EN POLVO
1GR. (≈1/4 CUCHARADITA)

Purple Coffee - PROPIEDADES Y SUSTITUTOS

CAFÉ:

EL CAFÉ ES UNA FUENTE RICA DE ANTIOXIDANTES, ESPECIALMENTE ÁCIDO CLOROGÉNICO, QUE AYUDA A COMBATIR EL ENVEJECIMIENTO PREMATURO Y A REDUCIR LA INFLAMACIÓN. ADEMÁS, MEJORA LA CONCENTRACIÓN, AUMENTA LA ENERGÍA Y PUEDE MEJORAR EL ESTADO DE ÁNIMO.

*** sustitutos: chaga o café de hongos, té negro o verde, té de diente de león, café de cebada o de dátiles.**

NUEZ DEL NOGAL:

LAS NUECES DEL NOGAL SON RICAS EN ÁCIDOS GRASOS OMEGA-3, ANTIOXIDANTES, Y MINERALES COMO EL MAGNESIO Y EL ZINC. AYUDAN A MEJORAR LA SALUD CEREBRAL, REDUCIR LA INFLAMACIÓN, Y MEJORAR LA SALUD CARDIOVASCULAR.

*** sustitutos: nueces de brasil, almendras, pistachos o maní.**

SEMILLAS DE LINAZA:

SON RICAS EN ÁCIDOS GRASOS OMEGA-3, FIBRA SOLUBLE, ANTIOXIDANTES Y LIGNANOS. SON BENEFICIOSAS PARA LA SALUD DIGESTIVA, LA REDUCCIÓN DE INFLAMACIÓN, Y LA SALUD CARDIOVASCULAR.

*** sustitutos: semillas de chía, de cáñamo, de sésamo (ajonjolí) o de calabaza.**

SUPERALIMENTO DE AÇAÍ:

EL AÇAÍ ES CONOCIDO POR SU ALTO CONTENIDO EN ANTIOXIDANTES, ESPECIALMENTE ANTOCIANINAS, QUE AYUDAN A REDUCIR LA INFLAMACIÓN Y COMBATIR LOS RADICALES LIBRES. TAMBIÉN ES RICO EN FIBRA, VITAMINAS A Y C, Y GRASAS SALUDABLES.

SUPERALIMENTO DE GOJI BERRIES:

LAS GOJI BERRIES SON FRUTAS RICAS EN ANTIOXIDANTES, ESPECIALMENTE VITAMINA C, BETACAROTENOS Y POLIFENOLES. AYUDAN A FORTALECER EL SISTEMA INMUNOLÓGICO, MEJORAR LA SALUD OCULAR Y PROMOVER LA VITALIDAD, ADEMÁS DE SER RICAS EN FIBRA Y TENER PROPIEDADES ANTIINFLAMATORIAS.

*** sustitutos: arándanos o bayas en polvo.**

RECETA Purple Coffee

CONVIERTE TUS NUTRIBOMBS EN UN PODEROSO PRE/POST ENTRENO

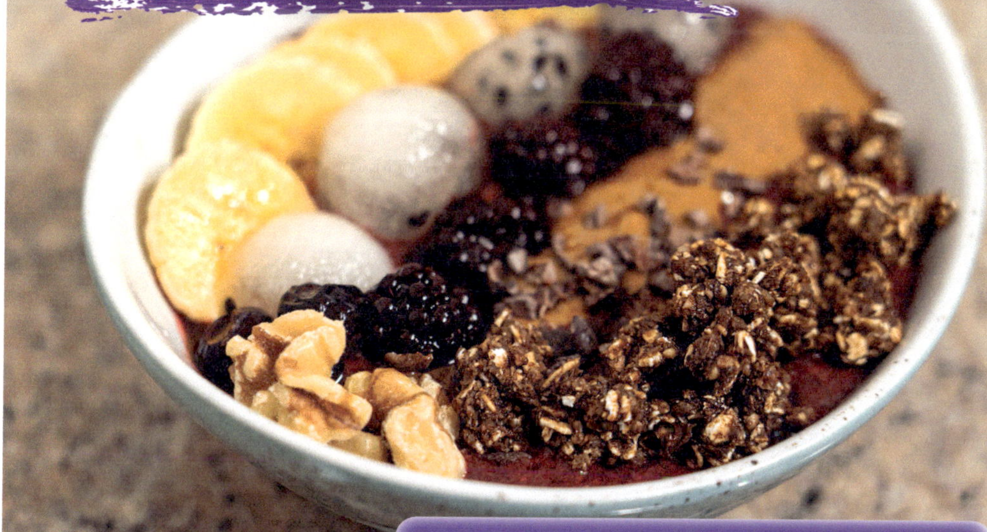

NUTRIBOMB PURPLE COFFEE
BORONAS DE CAFÉ SOBRE AÇAÍ BOWL

(Para 2 porciones medianas o 1 grande)

1. Para las **boronas de café**, agrega las **NUTRIBOMBS** al procesador en trocitos. Agrega la **avena y el café instantáneo.** Pulsa suavemente e intermitentemente hasta mezclar sin moler.
2. Para el acaí, agrega al procesador o licuadora la **fruta congelada**, la **espinaca** (opcional), **leche vegetal, acaí** (en polvo o pulpa), **dátiles sin semilla** y procesa muy bien. TIP: Agrega más líquido o agua para una consistencia más líquida.
3. Sirve inmediatamente en un bowl y **decora a tu gusto** y creatividad.
4. Agrega las boronas de café de NUTRIBOMB al acaí bowl y **estarás listo para entrenar.** PRO-TIP: o si prefieres, puedes consumir 1-2 NUTRIBOMBS antes de entrenar y luego comerte esta poderosa **recompensa post-entreno.**

INGREDIENTES (ACAI SMOOTHIE):

FRUTOS ROJOS CONGELADOS
(FRESAS, MORAS, ARÁNDANOS, FRAMBUESAS O MIXTAS)
(1 TAZA)

BANANO CONELADO (1 GRANDE)

LECHE VEGETAL (1/4 TAZA)

AÇAÍ EN POLVO (1 CUCHARADITA)
O EN PULPA (AL GUSTO)

(OPCIONALES)
- ESPINACA CONGELADA (1/2 TAZA)
- DÁTILES PARA ENDULZAR (1-2)

INGREDIENTES PARA LAS BORONAS DE CAFÉ:

- NUTRIBOMBS PURPLE COFFEE (2-3 BOLITAS)
- AVENA EN HOJUELAS (3 CUCHARADAS)
- CAFÉ INSTANTÁNEO (1 CUCHARADITA)

TOPPINGS (AL GUSTO PERSONAL)

- MANTEQUILLA DE ALMENDRAS
- NUEZ DEL NOGAL Y NIBS DE CACAO
- FRUTA PICADA PARA DECORAR

White TropiCoCo

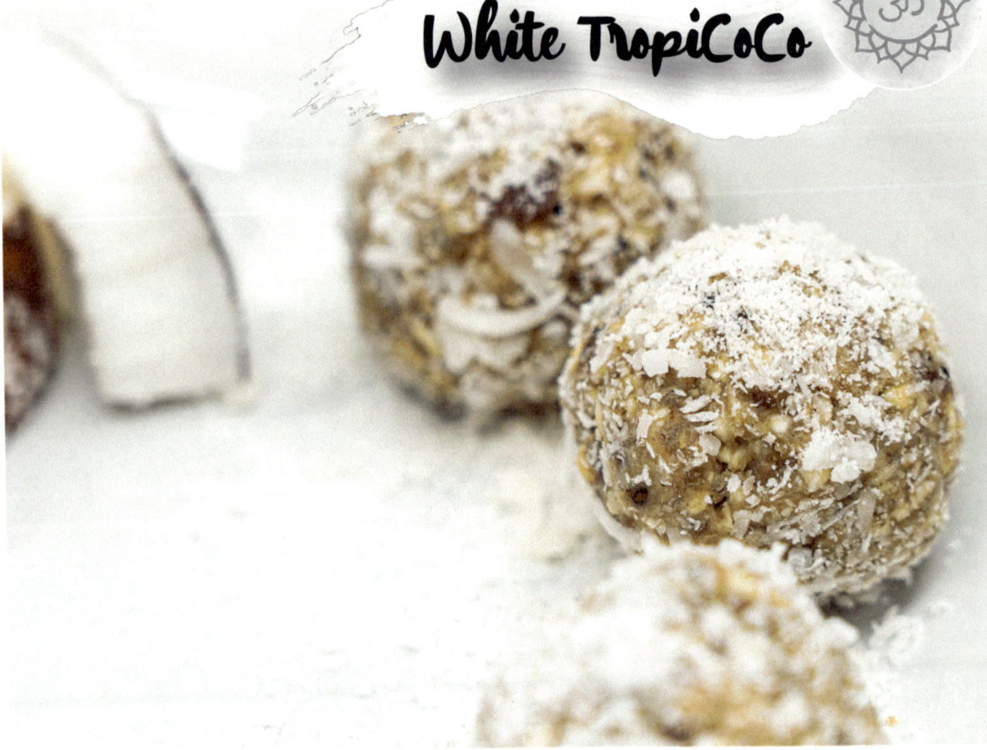

UN VIAJE DIRECTO A LA PLAYA CON CADA BOCADO. DULCE, TROPICAL Y LLENO DE FRESCURA, COMO UNA PIÑA COLADA CREMOSA EN UN DÍA SOLEADO.

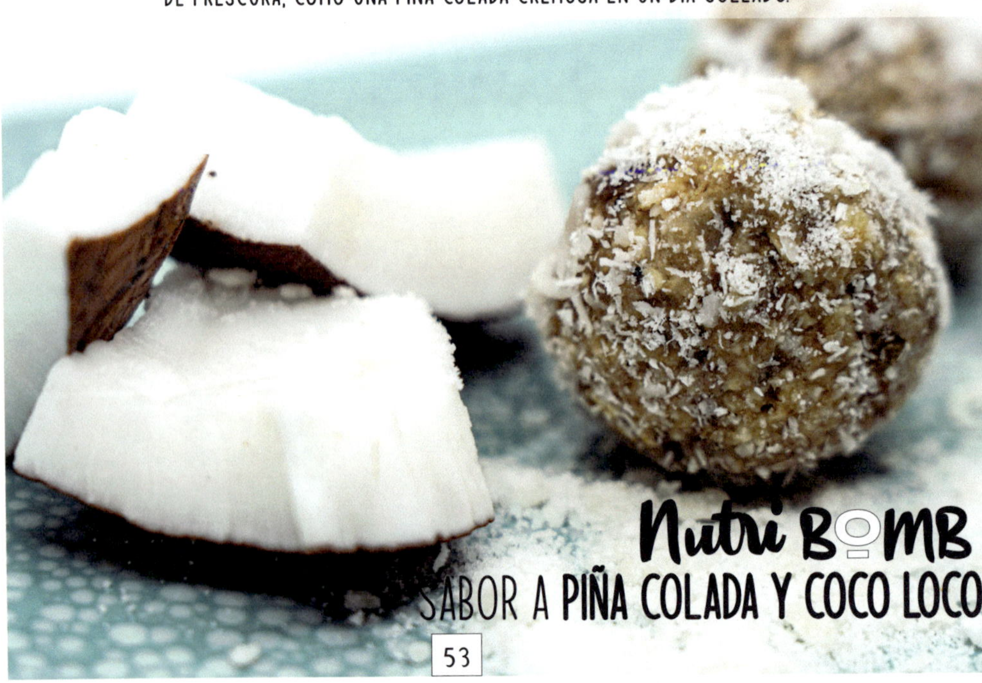

Nutri BOMB

SABOR A **PIÑA COLADA Y COCO LOCO**

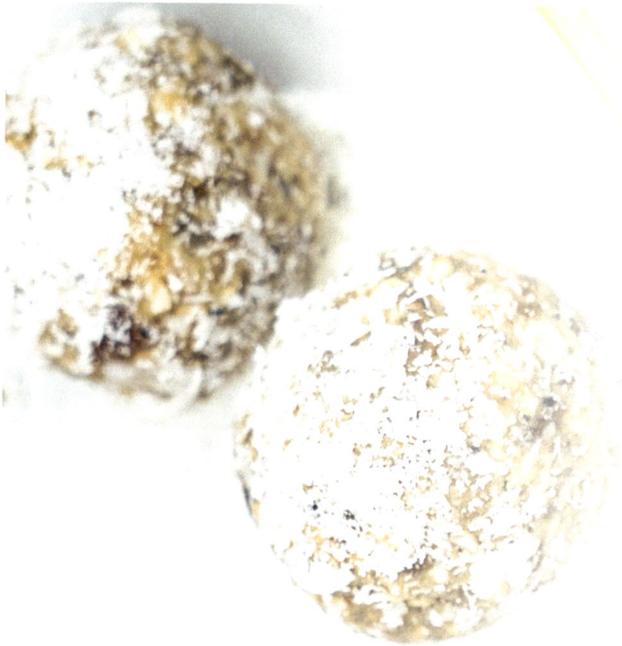

EL BLANCO PURO DE ESTA NUTRIBOMB ACTIVA EL CHAKRA CORONA, FACILITANDO LA CONEXIÓN ESPIRITUAL Y LA CLARIDAD MENTAL.

EL COCO Y LA PIÑA MEJORAN LA DIGESTIÓN Y FORTALECEN EL SISTEMA INMUNE, MIENTRAS QUE EL JENGIBRE ESTIMULA LA CIRCULACIÓN Y APORTA UNA SENSACIÓN REFRESCANTE.

IDEAL PARA MOMENTOS DE INTROSPECCIÓN Y CONEXIÓN CON UNO MISMO.

Nutri BOMB White TropiCoCo

White TropiCoCo

- CARACTERÍSTICAS -

SABOR: PIÑA COLADA Y COCOLOCO

SUPERALIMENTOS: MACA Y JENGIBRE EN POLVO

INGREDIENTES: AVENA + DÁTILES + PIÑA DESHIDRATADA + COCO RALLADO + SEMILLAS DE CHÍA + JENGIBRE EN POLVO + ZUMO DE PIÑA + PROTEÍNA VEGETAL (SABOR NEUTRO O COCO) + SUPERALIMENTO (MACA).

ACTIVA EL CHAKRA: CHAKRA CORONA (SAHASRARA) - "YO ENTIENDO"

CUÁNDO CONSUMIRLA:

- ANTES DE UNA PRÁCTICA ESPIRITUAL COMO MEDITACIÓN, ORACIÓN O YOGA.
- AL FINAL DEL DÍA, PARA REFLEXIONAR Y RECONECTAR CON TU SER SUPERIOR.
- CUANDO SIENTAS DESCONEXIÓN ESPIRITUAL O FALTA DE PROPÓSITO.

CONVIÉRTELA EN UN DESAYUNO:
RECETA "WHITE TROPICOCO EN PIÑA COLADA CHIA PUDDING"

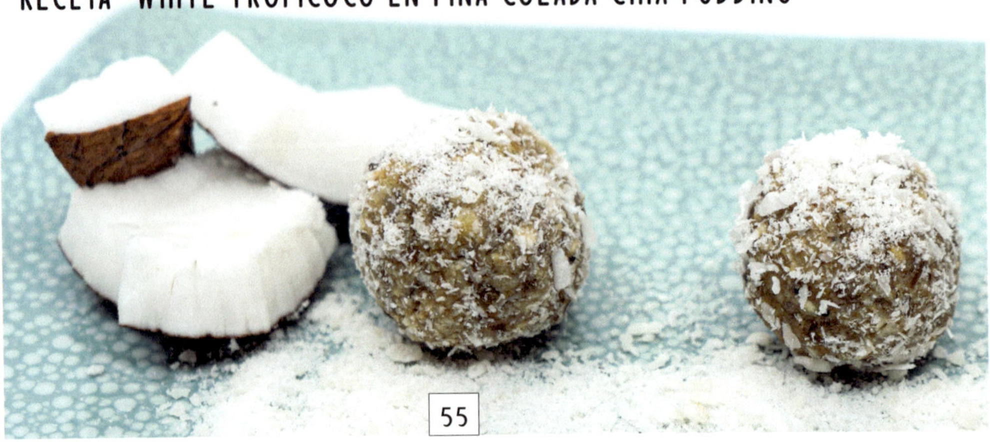

White TropiCoCo

- ACTIVA TU **CHAKRA CORONA**-

- **NOMBRE**: SAHASRARA CHAKRA
- **COLOR**: BLANCO (O VIOLETA)
- **PODER**: "YO ENTIENDO"
- **UBICACIÓN**: PARTE SUPERIOR DE LA CABEZA.
- **POTENCIA**: CONEXIÓN ESPIRITUAL, CONCIENCIA SUPERIOR
- **ELEMENTO**: ENERGÍA DIVINA
- **ALIMENTOS ASOCIADOS**: COCO, COLIFLOR, CHAMPIÑONES, GUANÁBANA, ALIMENTOS BLANCOS
- **ENERGÍA DE LAS NUTRIBOMBS**: PROMUEVEN LA PAZ
- Y LA CONEXIÓN ESPIRITUAL.

INTENCIÓNALA AL CONSUMIRLA:

(ANTES DE COMER TU NUTRIBOMB REPITE)

"ENCUENTRO PAZ Y CONEXIÓN
CON EL UNIVERSO Y MI
CONCIENCIA SUPERIOR"

AFIRMACIÓN:

"ESTOY LLENO DE AMOR Y COMPASIÓN"

White TropiCoCo

- INGREDIENTES Y RECETA-

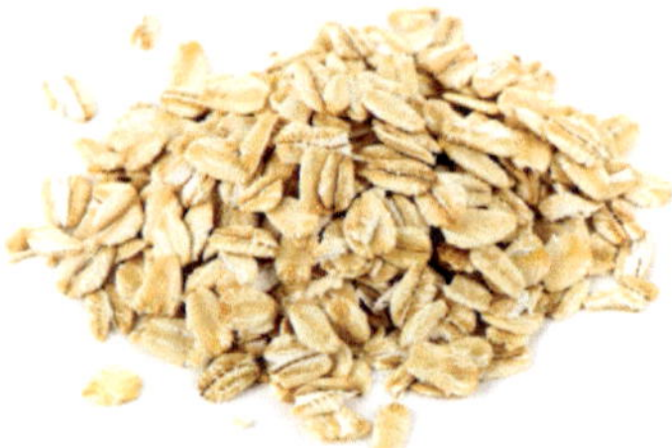

Avena en Hojuelas
(O HARINA DE AVENA)

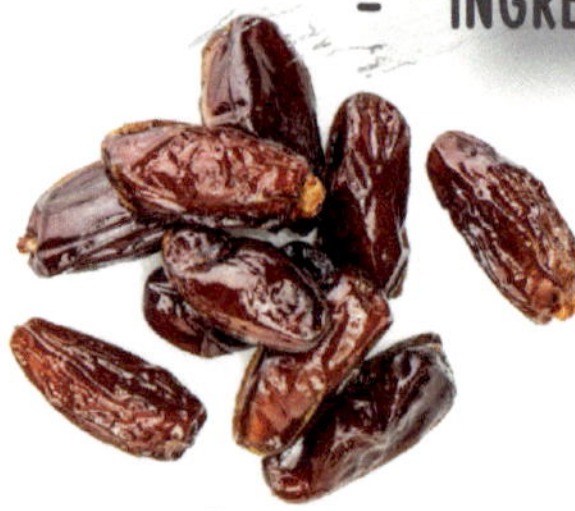

Dátiles
(SIN SEMILLA)

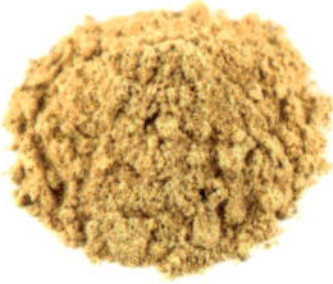

Jengibre en polvo

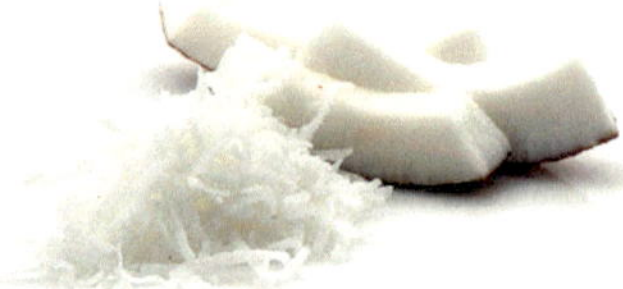

Coco deshidratado
(O RALLADO FINAMENTE, SIN ADITIVOS)

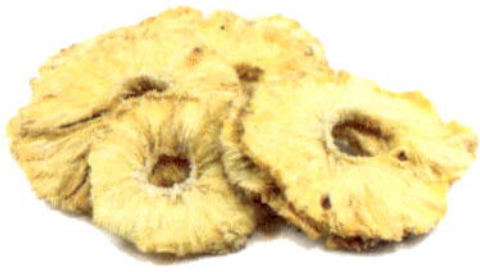

Piña Deshidratada
(SIN AZÚCAR AÑADIDA)

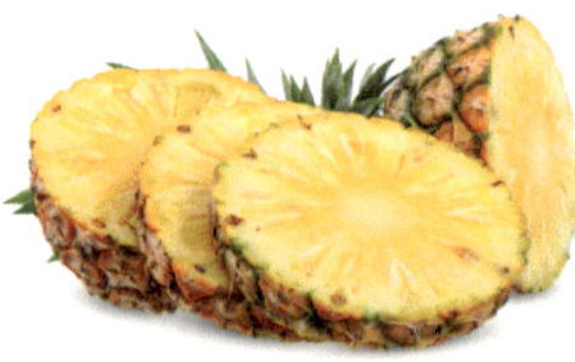

Zumo de Piña
(SIN ADITIVOS)

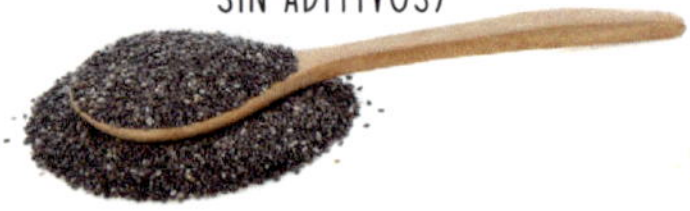

Semillas de Chía

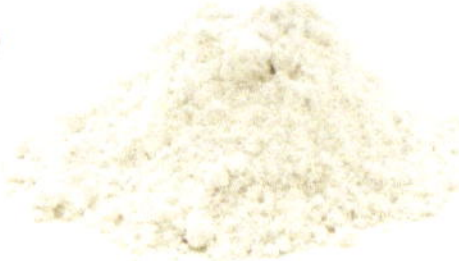

Proteína Vegetal
(AISLADA DE ARVEJA O SOYA)
NEUTRA O DE COCO

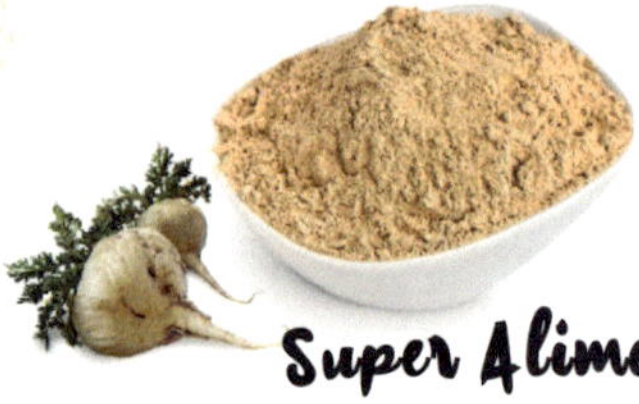

Super Alimento: Maca (RAÍZ EN POLVO)

CANTIDADES:

(para 8-10 bolitas de 24 gr. c/u)

DÁTILES SIN SEMILLA
60GR. (≈4–5 MEDIANOS)

AVENA EN HOJUELAS
60GR. (≈3/4 TAZA)

ZUMO DE PIÑA O AGUA HERVIDA
50ML. (3 CUCHARADAS +1 CUCHARADITA)

PIÑA DESHIDRATADA TROCEADA
18GR. (≈2 CUCHARADAS LLENAS)

PROTEÍNA VEGETAL EN POLVO
15GR. (≈2 CUCHARADAS

COCO DESHIDRATADO O RALLADO
15GR. (≈2+1/4 CUCHARADAS LLENAS)
+12GR. (≈2 CUCHARADAS PARA COBERTURA)

SEMILLAS DE CHÍA
10GR. (≈1 CUCHARADA LLENA)

SUPERALIMENTO EN POLVO
3GR. (≈3/4 CUCHARADITA)

JENGIBRE EN POLVO
0,8GR. (≈1/4 CUCHARADA)

White TropiCoCo
- PROPIEDADES Y SUSTITUTOS

COCO DESHIDRATADO:

RICO EN GRASAS SALUDABLES Y FIBRA, CONTRIBUYE A LA ENERGÍA RÁPIDA Y LA SALUD DIGESTIVA.

*** sustitutos: coco en escamas, rallado, almendras u otras nueces.**

JENGIBRE:

ANTI-INFLAMATORIO Y DIGESTIVO, AYUDA A REDUCIR LA INFLAMACIÓN Y MEJORA LA DIGESTIÓN. *** sustitutos: jengibre fresco rallado, cúrcuma en polvo.**

PIÑA:

ALTA EN VITAMINA C Y BROMELINA, MEJORA LA DIGESTIÓN Y FORTALECE EL SISTEMA INMUNOLÓGICO. *** sustitutos: mango deshidratado.**

SEMILLAS DE CHÍA:

ALTAS EN OMEGA-3, FIBRA, Y PROTEÍNAS; AYUDAN A LA HIDRATACIÓN Y LA SACIEDAD.

*** sustitutos: semillas de linaza, semillas de cáñamo, semillas de amapola.**

SUPERALIMENTO DE MACA:

LA MACA ES CONOCIDA POR MEJORAR LOS NIVELES DE ENERGÍA Y RESISTENCIA FÍSICA SIN CAUSAR NERVIOSISMO. AYUDA A EQUILIBRAR LOS NIVELES HORMONALES, LO QUE PUEDE SER BENEFICIOSO ESPECIALMENTE PARA LA SALUD REPRODUCTIVA. SE ASOCIA CON LA MEJORA DEL ÁNIMO Y LA REDUCCIÓN DE LA ANSIEDAD Y EL ESTRÉS.

*** sustitutos: ginseng o ashwaganda.**

RECETA White TropiCoCo

CONVIERTE TUS NUTRIBOMBS EN UNA MAÑANA NUTRIBOMBA -

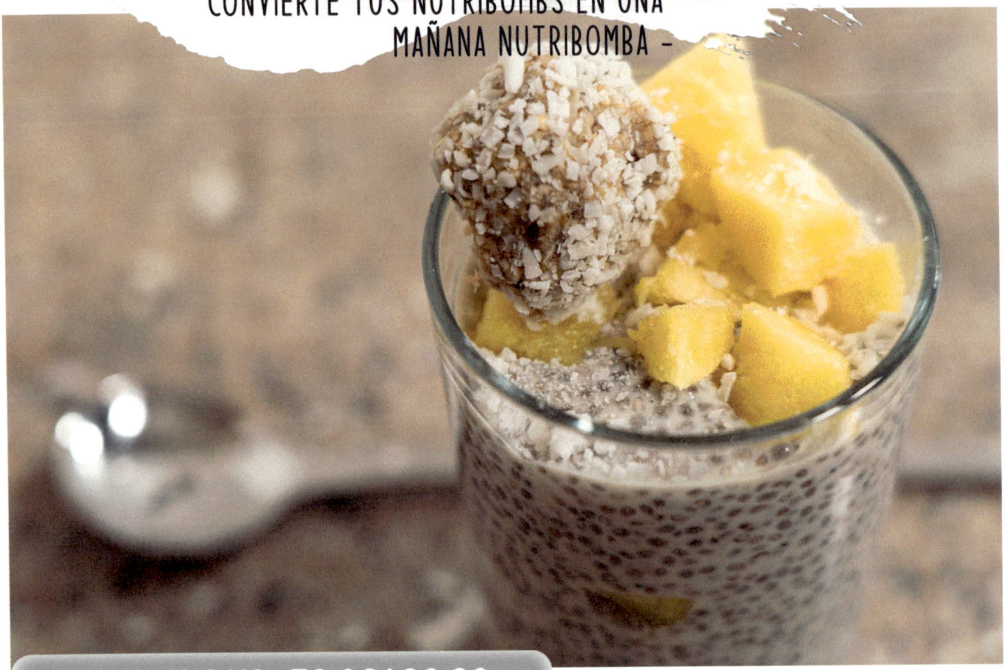

NUTRIBOMB TROPICOCO EN PIÑA COLADA PUDÍN DE CHIA

INGREDIENTES:

NUTRIBOMBS WHITE TROPICOCO
(1–2 BOLITAS)

PIÑA EN TROZOS
(1/4 TAZA)

SEMILLAS DE CHÍA
(2 CUCHARADAS)

LECHE DE COCO SIN AZÚCAR
(1 TAZA)

PROTEÍNA VEGETAL EN POLVO VAINILLA, COCO O NEUTRA
10–12GR. (1 CUCHARADA)

COCO DESHIDRATADO O EN ESCAMAS
(1–2 CUCHARADAS)

(Para 2 porciones pequeñas)

1. Disuelve la **proteína en polvo en la leche vegetal** hasta que quede una mezcla líquida (usa una licuadora para mayor rapidez y facilidad).
2. Mezcla el **líquido con las semillas de chía** hasta incorporar todo bien. Lleva a la nevera durante la noche, o por una hora (hasta obtener una consistencia gelatinosa tipo pudín).
3. Sirve en un vaso o copa, creando capas de **piña picada**, luego el **pudín de chía** y **escamas de coco.** Entre ellas agrega trozos de **NUTRI-BOMBS** para darle el toque secreto.
4. Puedes empacarlo en un **recipiente de vidrio** y llevarlo contigo para **tener una mañana NUTRIBOMBA** en tu estudio o trabajo.

Black CacaO

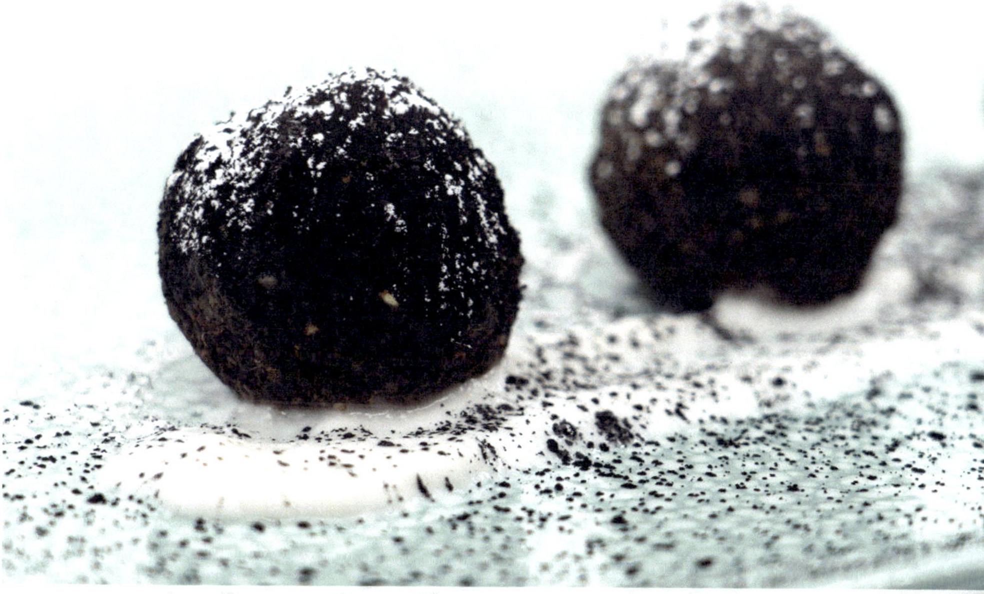

INTENSO, RICO Y ABSOLUTAMENTE IRRESISTIBLE, CON EL SABOR PROFUNDO DEL CACAO PURO, Y LA TEXTURA SUAVE Y DECADENTE DE UN BROWNIE DE CHOCOLATE PERFECTO.

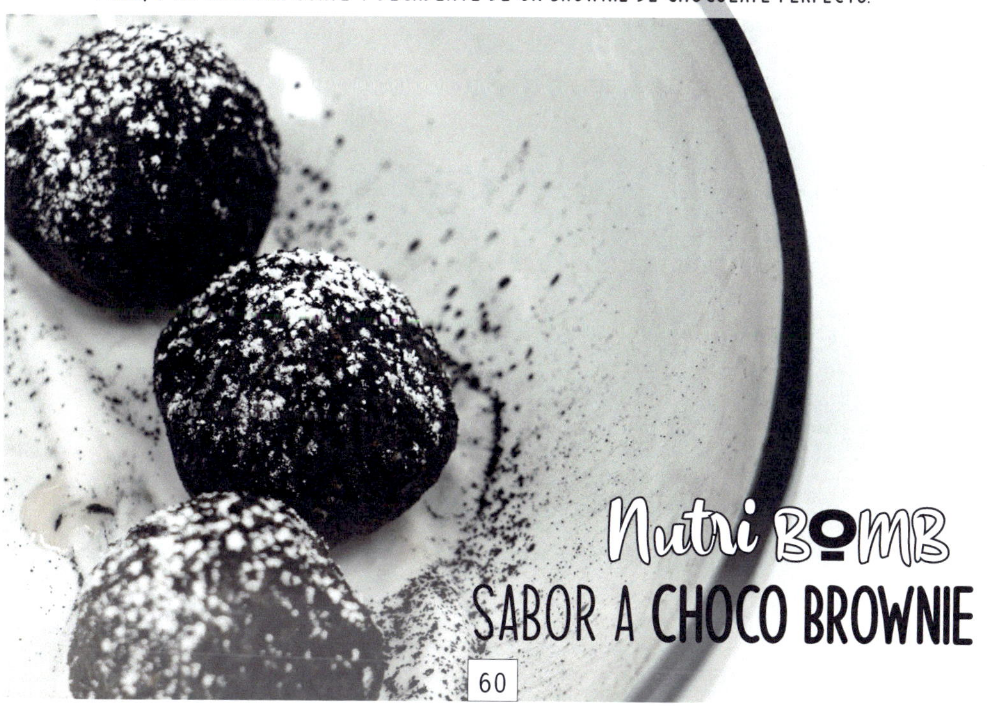

Nutri BOMB
SABOR A CHOCO BROWNIE

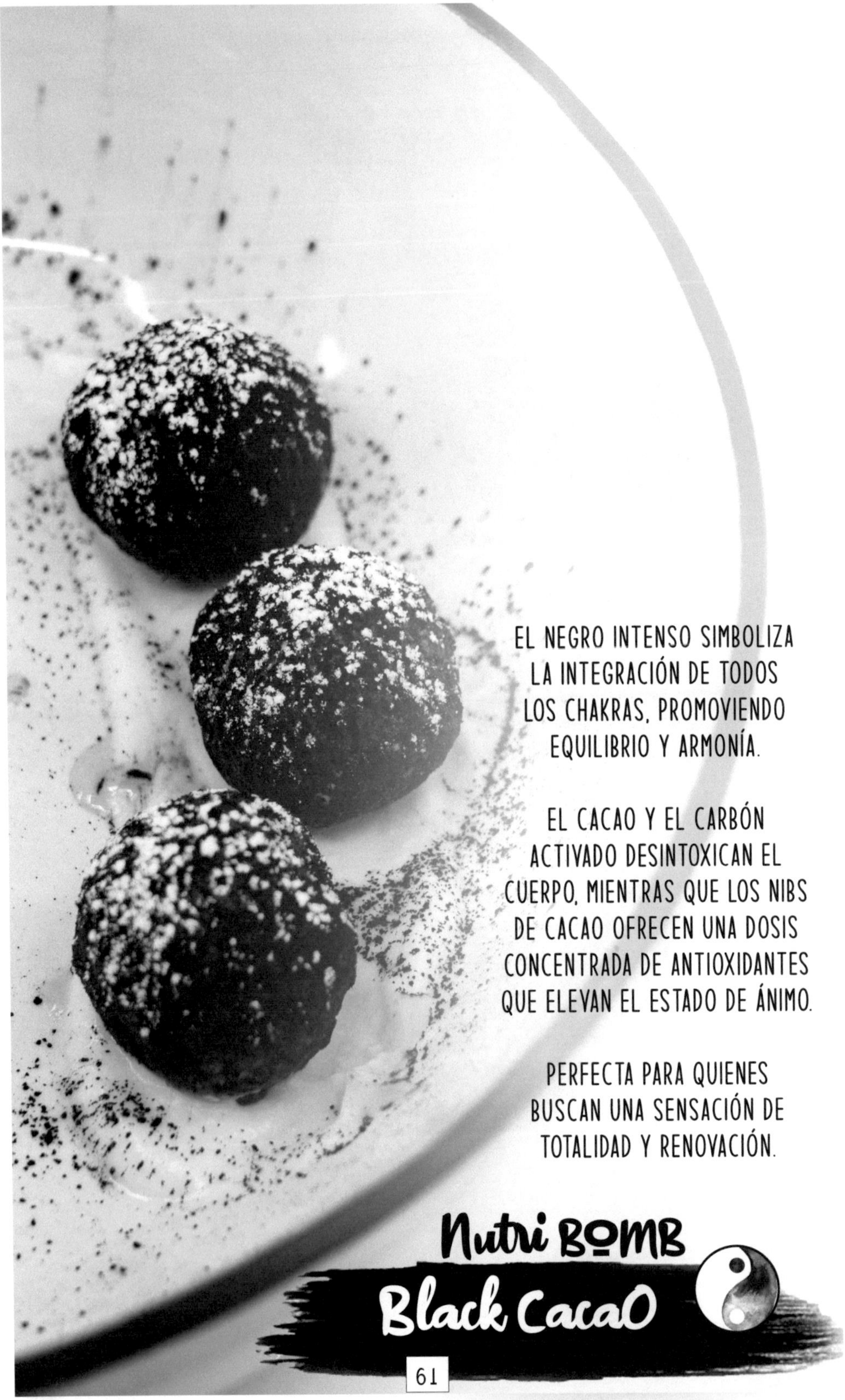

EL NEGRO INTENSO SIMBOLIZA LA INTEGRACIÓN DE TODOS LOS CHAKRAS, PROMOVIENDO EQUILIBRIO Y ARMONÍA.

EL CACAO Y EL CARBÓN ACTIVADO DESINTOXICAN EL CUERPO, MIENTRAS QUE LOS NIBS DE CACAO OFRECEN UNA DOSIS CONCENTRADA DE ANTIOXIDANTES QUE ELEVAN EL ESTADO DE ÁNIMO.

PERFECTA PARA QUIENES BUSCAN UNA SENSACIÓN DE TOTALIDAD Y RENOVACIÓN.

Nutri BOMB
Black CacaO

Black CacaO

- CARACTERÍSTICAS -

SABOR: BROWNIE CREMOSO

SUPERALIMENTOS: CARBÓN ACTIVADO Y CACAO

INGREDIENTES: AVENA + DÁTILES + CACAO EN POLVO + LINAZA MOLIDA + MANTEQUILLA DE MANÍ + NIBS DE CACAO + PROTEÍNA VEGETAL (SABOR CHOCOLATE O CAFÉ) + SUPERALIMENTO (CARBÓN ACTIVADO)

ACTIVA: LA UNICIDAD

CUÁNDO CONSUMIRLA:

- EN MOMENTOS DE INTROSPECCIÓN O MEDITACIÓN PROFUNDA.
- CUANDO SIENTAS QUE NECESITAS BALANCEAR TODOS LOS ASPECTOS DE TU VIDA.
- DESPUÉS DE COMPLETAR UNA ETAPA IMPORTANTE, PARA CELEBRAR TU UNICIDAD Y TOTALIDAD

CONVIÉRTELA EN UN DESAYUNO:
RECETA "BLACK CACAO BROWNIE FUDGE"

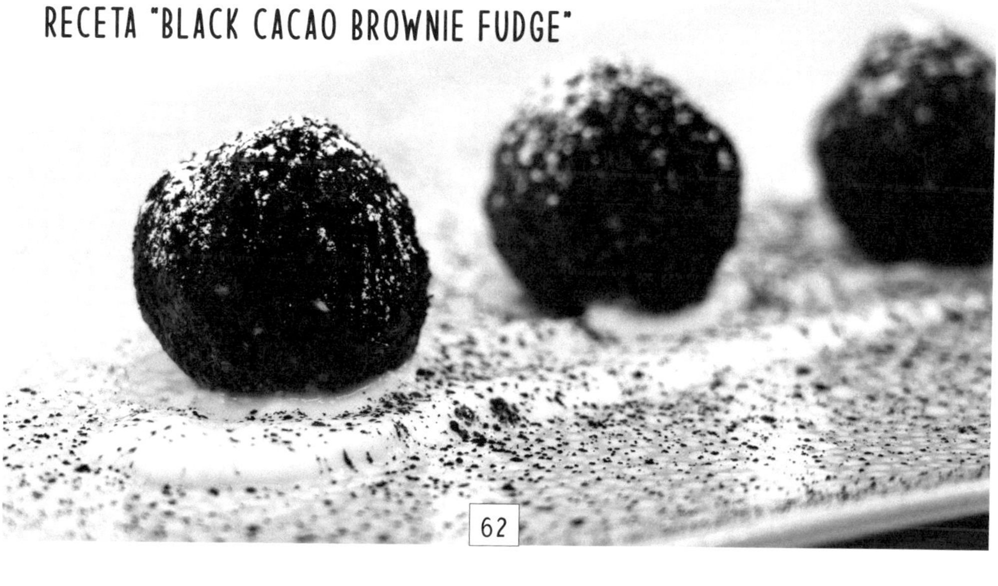

Black CacaO

- ACTIVA TU **UNICIDAD CON EL TODO** -

- **NOMBRE**: EL TODO Y LA NADA, LA UNIDAD DE
- TODOS LOS CHAKRAS.
- **COLOR**: NEGRO
- **POTENCIA**: REPRESENTA EL BALANCE, LA TOTALIDAD, LA INTEGRACIÓN Y LA INTROSPECCIÓN
- **ELEMENTO**: EL YIN-YANG.
- **ALIMENTOS ASOCIADOS**: SEMILLAS SÉSAMO NEGRO, CACAO PURO, MORAS NEGRAS, SEMILLAS DE CHÍA.
- **ENERGÍA DE LAS NUTRIBOMBS**: POTENCIAN LA INTROSPECCIÓN, LA CONEXIÓN CON UNO MISMO Y EL EQUILIBRIO GENERAL DE TODOS LOS CHAKRAS.

INTENCIÓNALA AL CONSUMIRLA:

(ANTES DE COMER TU NUTRIBOMB REPITE)

"ENCUENTRO ARMONÍA EN LA INTEGRACIÓN DE CADA UNA DE MIS PARTES Y CONECTO CON LA TOTALIDAD"

AFIRMACIÓN:

"INTEGRO TODO LO QUE SOY"

Black CacaO
- INGREDIENTES Y RECETA -

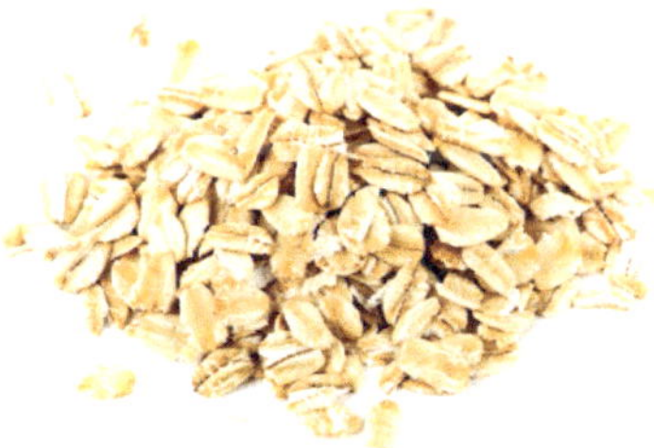

Avena en Hojuelas
(O HARINA DE AVENA)

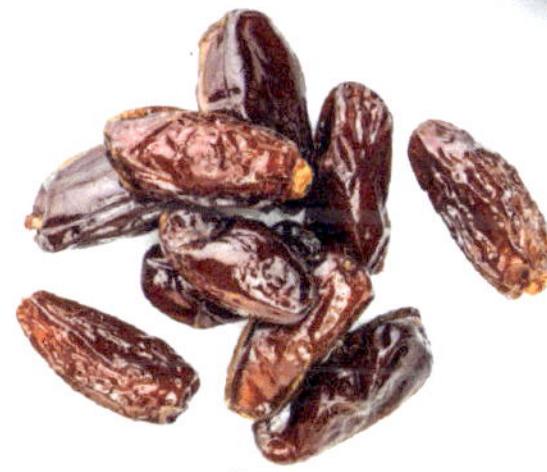

Dátiles
(SIN SEMILLA)

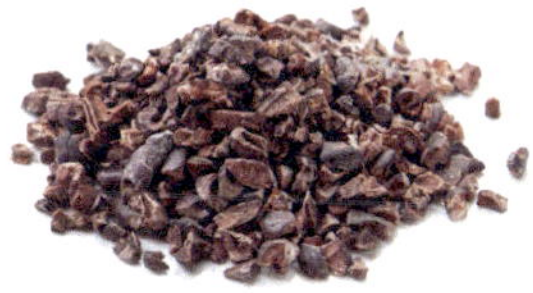

Nibs de Cacao
(SEMILLAS DE CACAO NATURAL)

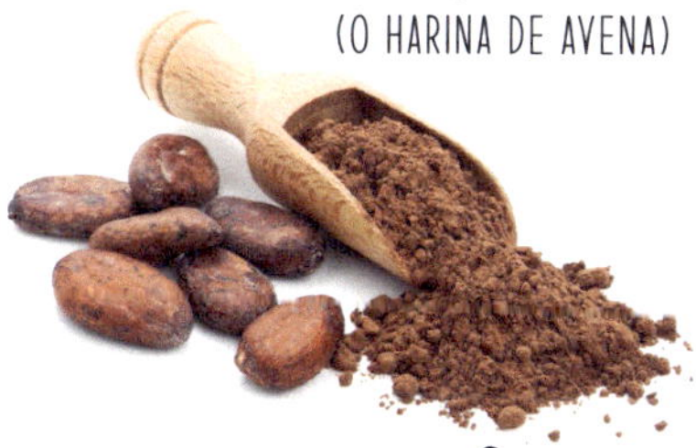

Cacao en Polvo
(PURO, SIN ADITIVOS)

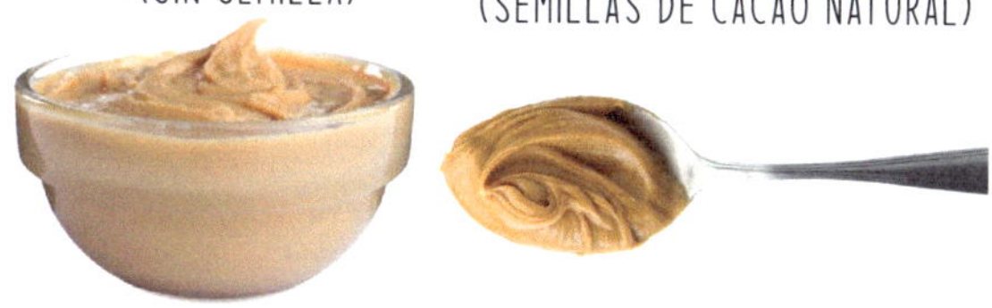

Mantequilla de Maní + sal marina
(NATURAL, SIN ADITIVOS)

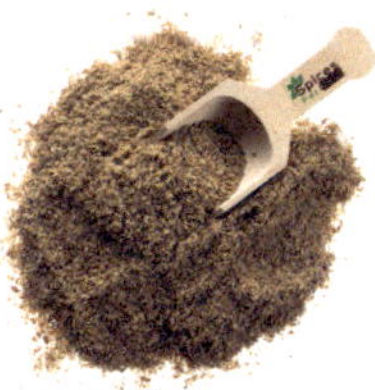

Linaza Molida
(EN POLVO)

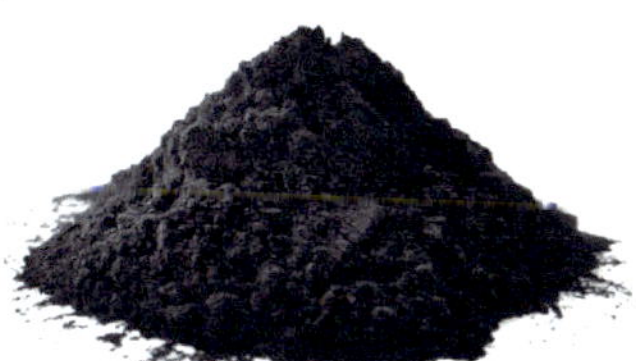

Super Alimento: Carbon activado
(SUPERALIMENTO EN POLVO)

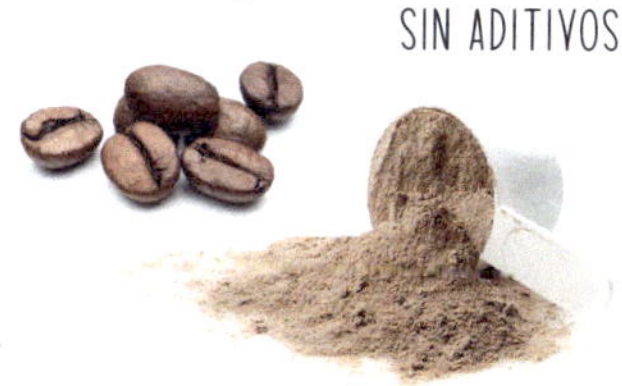

Proteína Vegetal
(AISLADA DE ARVEJA O SOYA)
DE CHOCOLATE O CAFÉ

CANTIDADES:

(para 8-10 bolitas de 24 gr. c/u)

AGUA HERVIDA
70ML. (≈1/4 TAZA +1 CUCHARADA)

DÁTILES SIN SEMILLA
62GR. (≈4-5 MEDIANOS)

AVENA EN HOJUELAS
60GR. (≈3/4 TAZA)

MANTEQUILLA DE MANÍ CON SAL
20GR. (≈1 CUCHARADA LLENA)

PROTEÍNA VEGETAL EN POLVO
12GR. (≈1+1/2 CUCHARADA)

LINAZA MOLIDA
10GR. (≈1 CUCHARADA LLENA)

CACAO EN POLVO PURO
8GR. (≈1+1/2 CUCHARADA)

NIBS DE CACAO
8GR. (≈1 CUCHARADA)

SUPERALIMENTO EN POLVO
1GR. (≈1/4 CUCHARADITA)

Black CacaO - PROPIEDADES Y SUSTITUTOS

CACAO EN POLVO:

ES UNA EXCELENTE FUENTE DE ANTIOXIDANTES QUE COMBATEN EL ENVEJECIMIENTO PREMATURO Y REDUCEN LA INFLAMACIÓN. ADEMÁS, CONTIENE MAGNESIO, QUE AYUDA A RELAJAR LOS MÚSCULOS Y EL SISTEMA NERVIOSO, MEJORANDO EL ESTADO DE ÁNIMO Y REDUCIENDO EL ESTRÉS.

*** sustitutos: cocoa en polvo sin azúcar añadida, algarrobo en polvo.**

MANÍ:

EL MANÍ ES UNA FUENTE RICA EN PROTEÍNAS, ÁCIDOS GRASOS INSATURADOS Y FIBRA, LO QUE LO CONVIERTE EN UN EXCELENTE ALIADO PARA LA SALUD CARDIOVASCULAR. TAMBIÉN ES UNA BUENA FUENTE DE ANTIOXIDANTES, QUE AYUDAN A REDUCIR EL RIESGO DE ENFERMEDADES CRÓNICAS Y PROMUEVEN LA SALUD CEREBRAL.

*** sustitutos: mantequilla de almendras, de anacardos o marañón, o de semillas de girasol.**

NIBS DE CACAO: (O SEMILLAS DE CACAO PURO)

SON RICOS EN FIBRA, LO QUE FAVORECE LA DIGESTIÓN, Y CONTIENEN TEOBROMINA, UN COMPUESTO NATURAL QUE MEJORA EL FLUJO SANGUÍNEO Y PUEDE AYUDAR A REDUCIR LA PRESIÓN ARTERIAL. ADEMÁS, SU CONTENIDO DE ANTIOXIDANTES Y MINERALES COMO EL HIERRO Y EL MAGNESIO FAVORECE LA SALUD ÓSEA Y MUSCULAR.

*** sustitutos: chispas de chocolate oscuro >65-70%, trozos de cacao puro, almendras troceadas.**

SUPERALIMENTO DE CARBÓN ACTIVADO:

ES CONOCIDO POR SU CAPACIDAD DE ABSORBER Y ELIMINAR TOXINAS DEL CUERPO, AYUDANDO A DEPURAR EL SISTEMA DIGESTIVO. TAMBIÉN PUEDE SER ÚTIL EN EL TRATAMIENTO DE GASES, HINCHAZÓN Y MALESTARES ESTOMACALES, PROMOVIENDO UN SISTEMA DIGESTIVO MÁS SALUDABLE.

*** sustitutos: carbón de bambú (en pequeñas cantidades).**

RECETA Black CacaO

CONVIERTE TUS NUTRIBOMBS EN UNOS BROWNIE LIBRE DE CULPA -

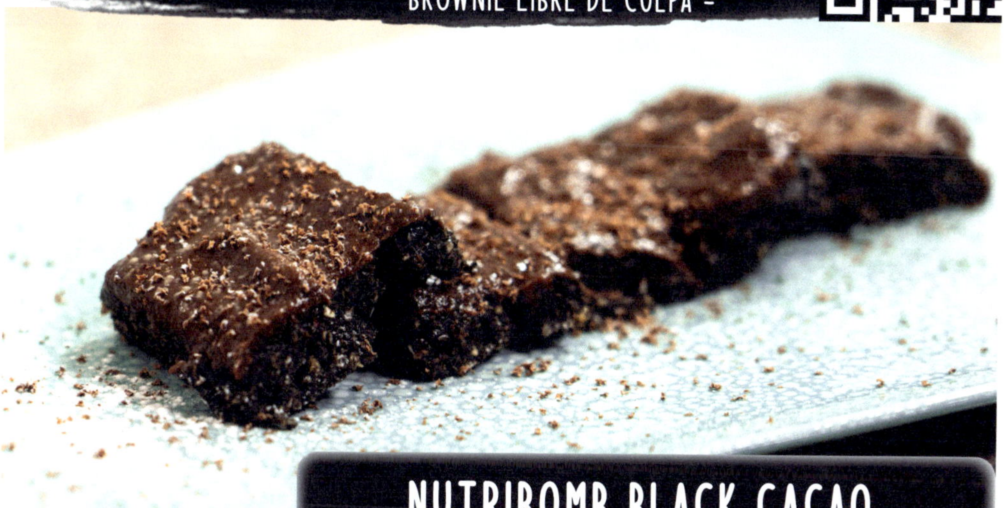

NUTRIBOMB BLACK CACAO CONVERTIDOS EN BROWNIES LIBRE DE CULPA

INGREDIENTES:

NUTRIBOMBS BLACK CACAO
(8-10 BOLITAS)

DÁTILES SIN SEMILLA
(1/4 TAZA)

CACAO EN POLVO
(1.5 CUCHARADAS)

SAL MARINA
(1/4 CUCHARADITA)

CANELA EN POLVO
(AL GUSTO)

CHOCOLATE OSCURO > 65-70%
(AL GUSTO)

(Para 6-8 porciones pequeñas)

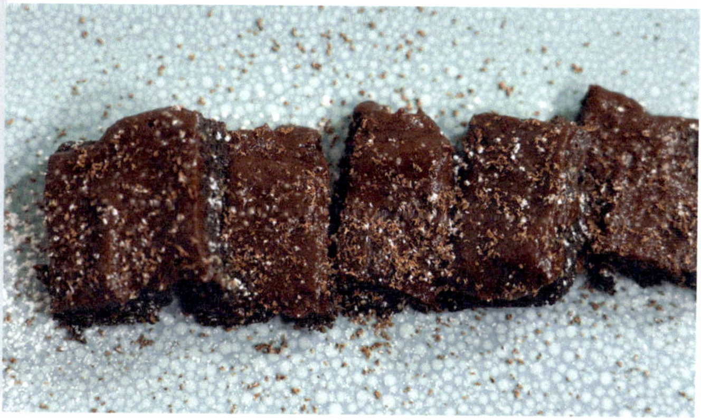

1. Remoja los **dátiles sin semilla en agua caliente** por **30 minutos a 1 hora.**
2. En una tabla de cocina, presiona las **NUTRIBOMBS** para crear la masa del brownie. Un tip es utilizar papel encerado para manipularlos con mayor facilidad.
3. Agrega los **dátiles con su agua caliente** a la licuadora. Añade el **cacao, la canela y la sal marina**. Licúa hasta crear una mezcla cremosa. Esta será la **cobertura de chocolate.**
4. Puedes esparcir la cobertura sobre la masa de brownie y refrigerar. Córtalos en porciones a tu gusto.
5. La segunda opción es cortar la masa en porciones y calentar en el **microondas por 10-15 segundos** antes de agregar la crema. De ambas maneras queda increíble para acompañar con un buen café sin azúcar. **¡Un deleite NUTRIBOMBA!**

Nutri Bombs Mixtas

CONVIERTE TUS NUTRIBOMBS EN UN REGALO ESPECIAL NUTRIBOMBA

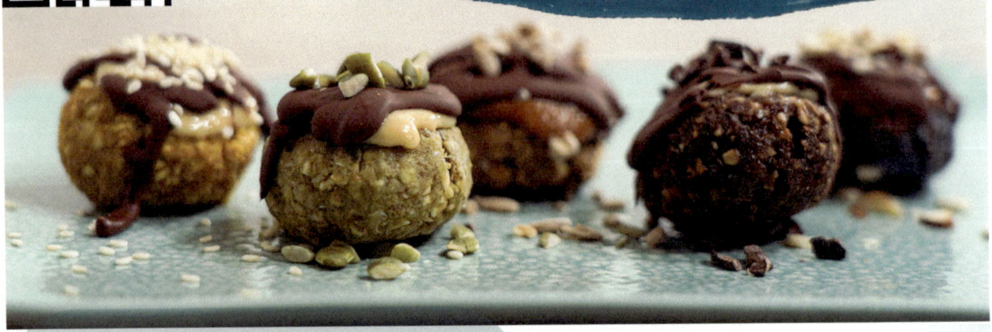

INGREDIENTES:

NUTRIBOMBS MIXTAS *A ELECCIÓN
(≈8-10 BOLITAS)

MANTEQUILLA DE NUECES NATURAL
OPCIONES: MANÍ, ALMENDRAS, MARAÑÓN, MACADAMIA, PISTACHOS, SEMILLAS, MIXTA
(≈3-4 CUCHARADAS)

CHOCOLATE OSCURO > 65-70% SIN LECHE
(≈1/4 TAZA)

NUECES O SEMILLAS PICADAS
OPCIONES: AJONJOLÍ TOSTADO, SEMILLAS DE GIRASOL, NIBS DE CACAO O NUECES FINAMENTE PICADAS COMO TOPPING PARA DECORAR)
(≈3-4 CUCHARADAS)

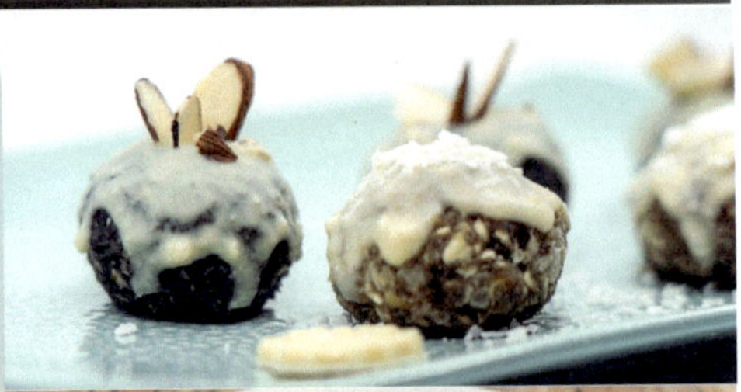

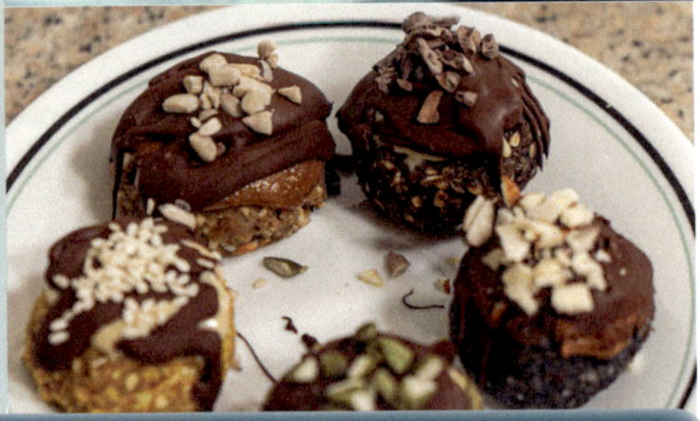

NUTRIBOMBS DONUTS DELUXE
TRUFAS ULTRA ESPECIALES PARA REGALAR

Para 1 kit de regalo a quien más quieres (puede ser para ti mismo!)

1. En un plato o tabla de picar, aplana suavemente tus **NUTRIBOMBS** con una cuchara o tenedor para que sea más fácil agregar los toppings.
2. Agrega encima una cucharadita de **mantequilla de nueces** sobre cada una. Puedes usar tus preferidas, es una combinación que no va a fallar. Te recomiendo preferir unas sin ingredientes añadidos como azúcares o aceites, entre más natural mucho mejor.
3. Llévalas al **congelador por 1-2 horas**, hasta que se solidifique la mantequilla.
4. Parte tu **chocolate en trozos** y llévalo al **microondas** por unos **30-45 segundos** para derretirlo. Otra alternativa es derretirlo en **baño de maría** (en una olla con agua hirviendo a fuego medio-lento, derrites tu chocolate dentro de otra olla para conseguir una consistencia más suave.
5. Saca tus NUTRIBOMBS del congelador y **baña cada una con chocolate derretido** a tu gusto. Decora con tus **toppings a elección (nueces y semillas picadas)** y vuelve a meter al **congelador** por unos **30 minutos**, o hasta que el chocolate esté sólido.
6. **Empácalas en una cajita o recipiente de vidrio para regalar, advirtiendo que deben meterse en refrigeración. Disfruta de una fantasía NUTRIBOMBA!**

Gracias por atreverte a colorear tu Nutrición

TU ELECCIÓN DE EXPLORAR LAS NUTRIBOMBS VA **MÁS ALLÁ DE LO NUTRICIONAL**: ES UN PASO HACIA EL **EQUILIBRIO**, **LA CONEXIÓN CON TU ENERGÍA Y EL CUIDADO CONSCIENTE DE TU CUERPO Y ESPÍRITU**. CADA RECETA, INSPIRADA EN LOS COLORES Y PROPIEDADES DE LOS CHAKRAS, BUSCA NO SOLO NUTRIR TU CUERPO, SINO TAMBIÉN **ARMONIZAR TU ENERGÍA**, AYUDÁNDOTE A SENTIRTE MÁS VITAL, CENTRADO Y EN SINTONÍA CONTIGO MISMO.

ESPERO QUE ESTE E-BOOK TE **INSPIRE A EXPERIMENTAR, A VARIAR LOS INGREDIENTES Y A LLENAR TU MESA DE COLORES VIBRANTES Y SALUDABLES**. ESTE PROCESO HA SIDO DISEÑADO PARA QUE DISFRUTES DE LA PREPARACIÓN TANTO COMO DEL RESULTADO. GRACIAS POR PERMITIR QUE LAS **NUTRIBOMBS** SE CONVIERTAN EN UNA PARTE DE **TU CAMINO HACIA UNA VIDA MÁS PLENA Y EQUILIBRADA**.

¡QUE ESTAS PEQUEÑAS, PERO **PODEROSAS BOLITAS**, SIGAN NUTRIENDO **TU SALUD Y LA DE QUIENES MÁS AMAS**!

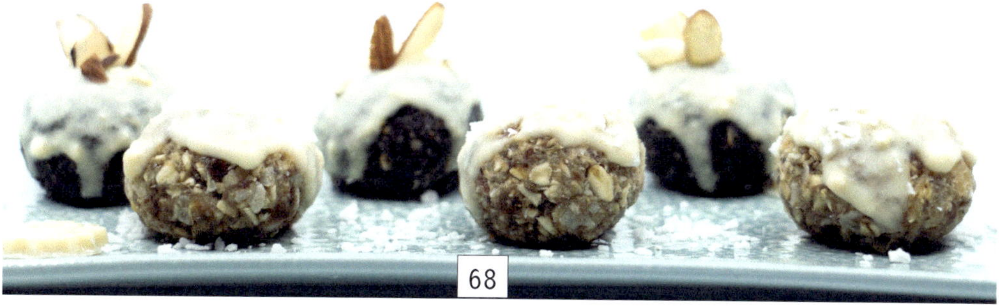

COMIENDOACOLORES

Únete a COMIENDO A COLORES

COMIENDO COLORES ES MÁS QUE UN PROYECTO; ES UNA **INVITACIÓN** A ADOPTAR UN **ESTILO DE VIDA INTEGRALMENTE SALUDABLE** BASADO EN PLANTAS. AQUÍ CELEBRAMOS LA **ABUNDANCIA DE LA NATURALEZA** Y LA IMPORTANCIA DE **NUTRIRNOS DE FORMA CONSCIENTE Y EQUILIBRADA**. NUESTRA FILOSOFÍA ES SIMPLE: CUENTA COLORES, NO CALORÍAS.

CON **Nutri BOMBS** TE HE PRESENTADO UNA **SEMILLA DE ESTE GRAN PROYECTO**. CADA TRUFA ES UNA **EXPLOSIÓN DE COLOR, SABOR Y NUTRICIÓN** DISEÑADA PARA ALINEARSE CON TUS NECESIDADES FÍSICAS, ENERGÉTICAS Y EMOCIONALES. PERO ESTO ES SOLO EL COMIENZO. A TRAVÉS DE **COMIENDO COLORES**, QUIERO INSPIRARTE A **LLENAR TUS PLATOS DE VIDA**, EXPLORAR LA **ALIMENTACIÓN CONSCIENTE** Y COMPARTIR ESTE CAMINO CON QUIENES MÁS AMAS.

SI QUIERES DESCUBRIR MÁS, APRENDER A **NUTRIR CUERPO Y ALMA**, Y SER PARTE DE UNA COMUNIDAD QUE VALORA LA **SALUD Y LA VITALIDAD**, TE INVITO A **UNIRTE A ESTA INICIATIVA**. **¡JUNTOS CULTIVAREMOS UNA VIDA MÁS PLENA Y COLORIDA!**

ATT. DANI, LA DE COLORES

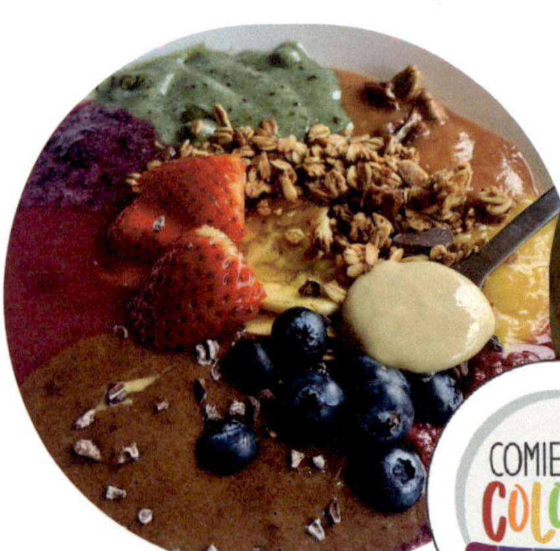

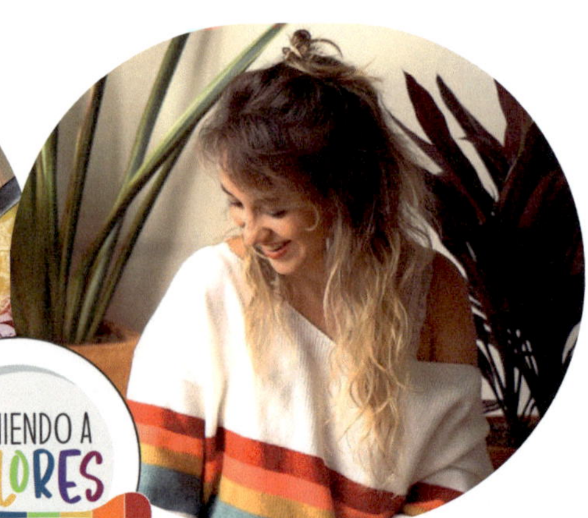

Made in the USA
Columbia, SC
04 June 2025

58929832R00040